Equipamento e instrumental de prótese dentária

1ª edição: 1998
2ª edição: 2001
3ª edição: 2004
4ª edição revista e atualizada: 2010

Dados Internacionais de Catalogação na Publicação (CIP)
(Câmara Brasileira do Livro, SP, Brasil)

Oshiro, Munenobu
Equipamento e instrumental de prótese dentária / Munenobu Oshiro. – São Paulo: Editora Senac São Paulo, 1998 – (Série Apontamentos).

Bibliografia.
ISBN 978-85-7359-573-4

1. Prótese dentária – Equipamento e acessórios I. Título.

98.0047 CDD-617.69028
NLM-WU 500

Índices para catálogo sistemático:

1. Prótese dentária : Equipamento e instrumental 617.69.028
2. Prótese dentária : Instrumental e equipamento 617.69.028

série apontamentos

Equipamento e instrumental de prótese dentária

MUNENOBU OSHIRO

4ª edição revista e atualizada

editora senac são paulo

Editor: Marcus Vinicius Barili Alves (vinicius@sp.senac.br)

Coordenação de Prospecção e Produção Editorial: Isabel M. M. Alexandre (ialexand@sp.senac.br)
Supervisão de Produção Editorial: Pedro Barros (antonio.lbarros@sp.senac.br)

Revisão de Texto: Cleber Siqueira, Edna Viana, Ivone P. B. Groenitz
Projeto Gráfico e Capa: Lato Senso Design
Editoração Eletrônica: Fabiana Fernandes
Fotografia: Beto Napole e Carlo Ferreri
Ilustrações: Gabriela Carmocini (RW3), Levi Ciaobotariu e Wilson dos Anjos Meirinho Filho
Impressão e Acabamento: Rettec Artes Gráficas

Gerência Comercial: Marcus Vinicius Barili Alves (vinicius@sp.senac.br)
Supervisão de Vendas: Rubens Gonçalves Folha (rfolha@sp.senac.br)
Coordenação Administrativa: Carlos Alberto Alves (calves@sp.senac.br)

Editora Senac São Paulo
Rua Rui Barbosa, 377 – 1º andar – Bela Vista – CEP 01326-010
Caixa Postal 1120 – CEP 01032-970 – São Paulo – SP
Tel. (11) 2187-4450 – Fax (11) 2187-4486
E-mail: editora@sp.senac.br
Home page: http://www.editorasenacsp.com.br

Sumário

Nota do editor

A prótese dentária tem hoje em dia um papel cada vez mais importante, pois os tratamentos estéticos são mais frequentes.

Com o intuito de auxiliar nos estudos de quem está fazendo o curso de prótese dentária, este volume da Série Apontamentos reúne informações básicas e ilustradas sobre todos os instrumentos e equipamentos utilizados no laboratório para essa finalidade. Eles estão agrupados de acordo com seu uso. Em primeiro lugar, são apresentados os instrumentos e os equipamentos utilizados na bancada de trabalho. Na sequência, os instrumentos e os equipamentos próprios para trabalhos protéticos confeccionados com gesso e revestimentos. Em terceiro lugar, são descritos os instrumentos e os equipamentos usados na fundição e na solda de metais. Por fim, encontram-se os instrumentos e os equipamentos para trabalhos confeccionados com metais, resinas acrílicas e cerâmicas.

O Senac São Paulo espera contribuir com mais esta publicação, agora em edição revista e ampliada, para o bom desempenho dos futuros técnicos em prótese dentária.

Apresentação

Equipamento e instrumental de prótese dentária destaca-se por sua linguagem clara e consisa voltada para os estudantes e profissionais da área.

Este livro da Série Apontamentos tem como objetivo oferecer informações básicas sobre todos os instrumentos e equipamentos usados no laboratório de prótese dentária, agrupados de acordo com seu uso. Convém observar que alguns equipamentos ou instrumentos podem ter variações no material, forma e tamanho que não foram necessariamente mencionadas aqui.

Dividido em cinco capítulos e bem ilustrado, este livro traz ainda um índice em ordem alfabética de todos os equipamentos e instrumentos, para facilitar a consulta.

ATENÇÃO

Antes de usar qualquer equipamento, leia com atenção o manual de orientação. Qualquer dúvida ou dificuldade, chame a assistência técnica autorizada.

1

Equipamentos e instrumentos utilizados na bancada de trabalho

Bancada de trabalho

Caracterização

Com base de madeira e tampo de amianto ou de fórmica, a bancada é formada de gavetas, suporte para motor, bico de Bunsen, luminária, etc.

Utilização

- **Para executar trabalhos protéticos** com instrumental leve. Ex.: ceroplastia, escultura, usinagem, acabamento, etc.

MODELO A

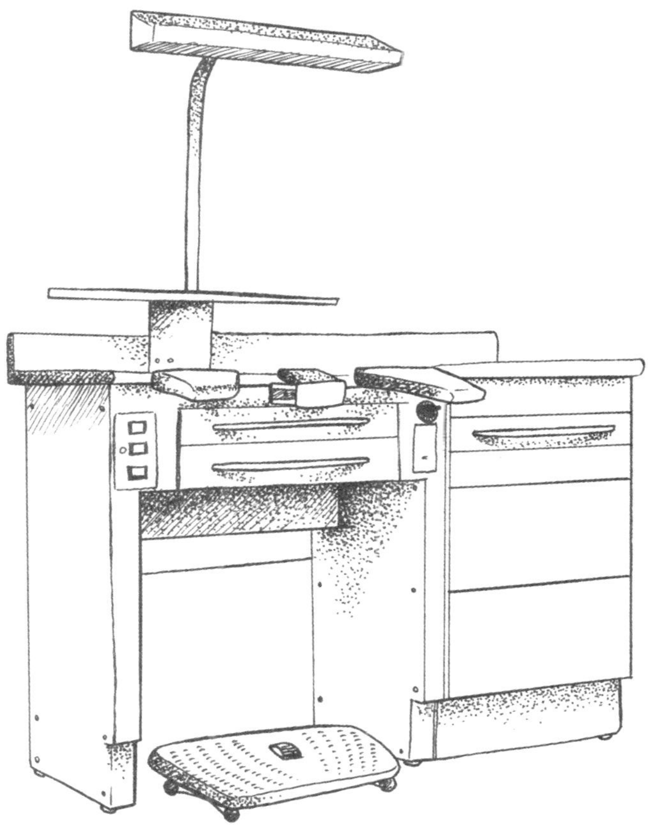

MODELO B

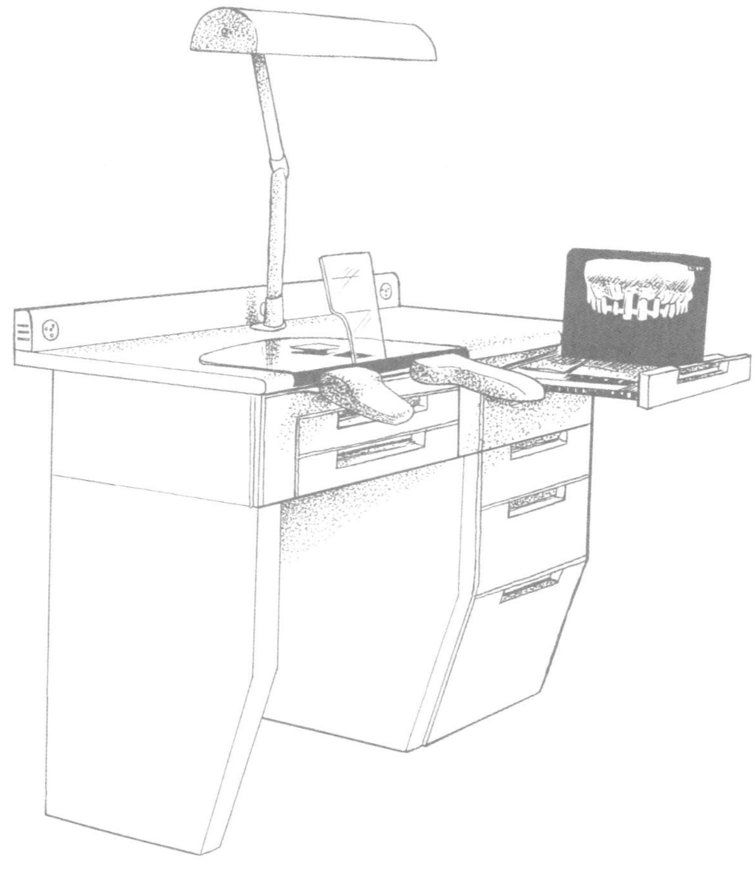

Microscópio

Caracterização

De plástico e base de metal, com capacidade de aumento de dez vezes, binocular. Possi braço móvel para melhor visualização do trabalho e iluminação.

Utilização

- **Para melhorar a visualização** e a precisão nos trabalhos protéticos em geral.
- **Para delimitar as margens cervicais** do troquel.
- **Para ajustes cervicais das próteses** feitas de cerâmicas, resinas, foto, metal e metal free.
- **Para adaptar os componentes** sobre implante.

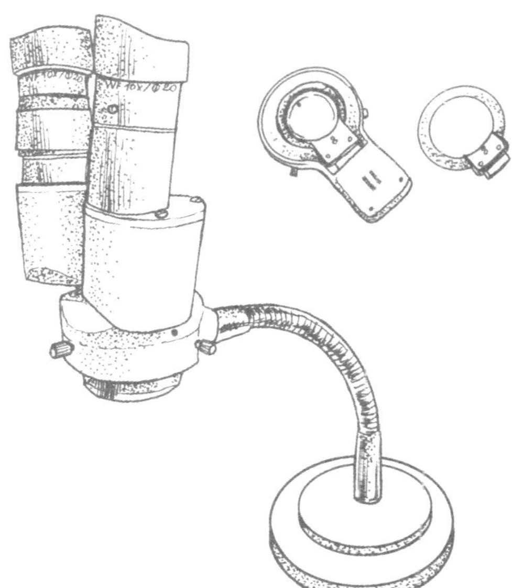

Lupa

Caracterização

De plástico, tem encaixe e ajuste para cabeça, lente com aumento de até quatro vezes. Apresenta, porém, menor precisão que o microscópio nos trabalhos protéticos em geral.

Utlilização

- **Para delimitar as margens cervicais** do troquel.
- **Para ajustes cervicais das próteses** feitas de cerâmicas, resinas, foto, metal e metal free.
- **Adaptar os componentes** sobre implante.

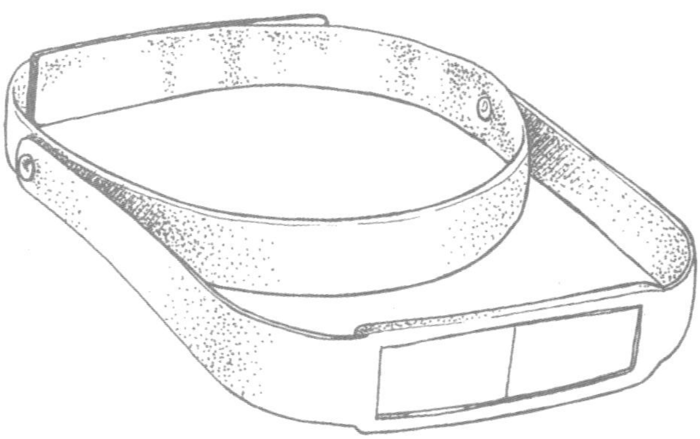

Le Cron

Caracterização

Espátula de aço inoxidável. No cabo, há dois segmentos sulcados em hélice (como parafuso) e, nas extremidades, duas lâminas (uma cortante, em forma de faca, e outra em forma de minúscula concha). Em dois tamanhos.

Utilização

- **Para fazer recorte cervical** (lâmina cortante).
- **Para fazer escultura de anatomia dental** (lâmina cortante).
- **Para fazer escultura de armação** em prótese parcial removível (lâmina cortante).
- **Para fazer ceroplastia dental** (conchinha).
- **Para fazer escultura gengival** (conchinha).

ATENÇÃO

Pode causar ferimentos, principalmente se cair durante o manuseio.

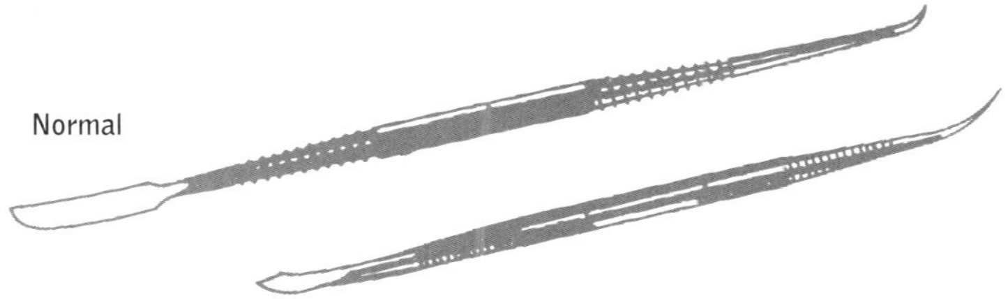

Espátula nº 7

Caracterização

De aço inoxidável. Nas extremidades, possui duas lâminas não cortantes (uma em forma de lança e outra em forma de colher rasa).

Utilização

- **Para auxiliar na montagem** de dentes individuais (colher e lança).
- **Para fazer escultura gengival** (colher).

ATENÇÃO

Pode causar queimaduras, quando estiver aquecida.

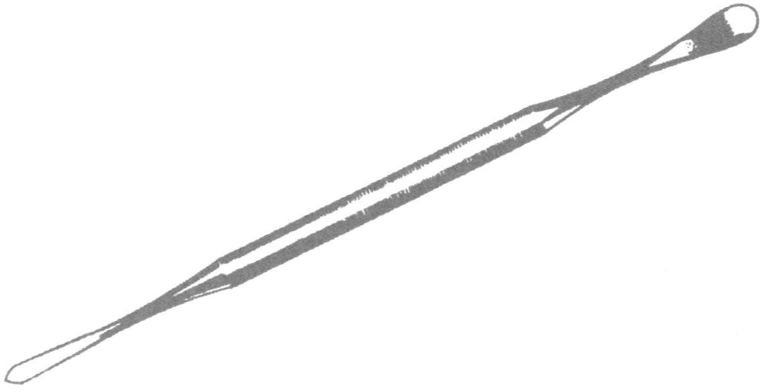

Espátula nº 31

Caracterização

De aço inoxidável. Nas extremidades, há duas lanças curvas, não cortantes (uma em forma de lança triangular e outra retangular).

Utilização

- **Para fazer ceroplastia** gengival (ambas as lâminas).
- **Para alisar roletes de cera** da chapa de prova (ambas as lâminas).

ATENÇÃO

Pode causar queimaduras, quando estiver aquecida.

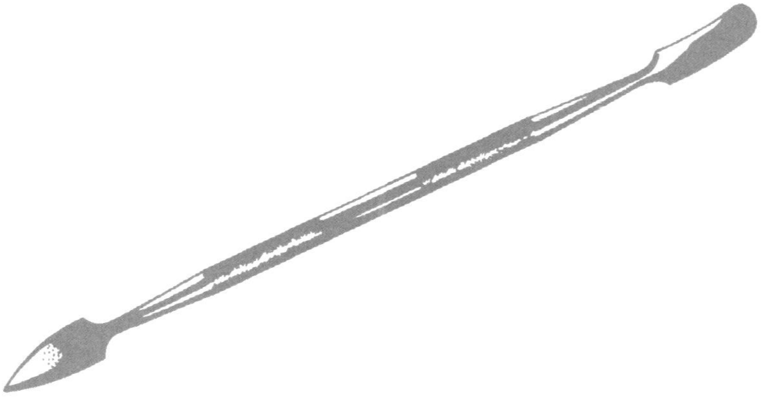

Espátulas e pincéis para porcelanas e resinas

Caracterização

De aço inoxidável e alumínio. Apresentam lâminas com vários formatos não cortantes e flexíveis.

Utilização

- **Para homogeneizar ou aplicar resinas:** convencionais, fotopolimerizáveis e porcelanas.

MODELO A (PARA RESINAS CONVENCIONAIS)

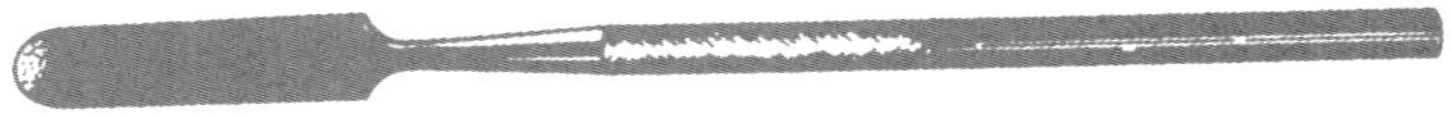

MODELO B (PARA RESINAS FOTOPOLIMERIZÁVEIS)

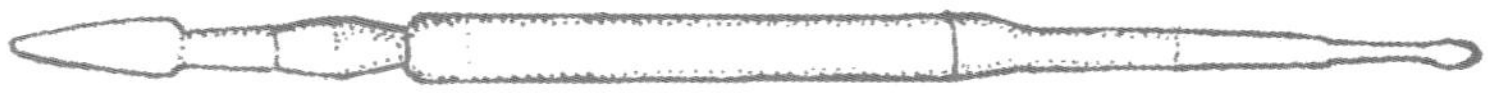

MODELO C (PARA PORCELANAS)

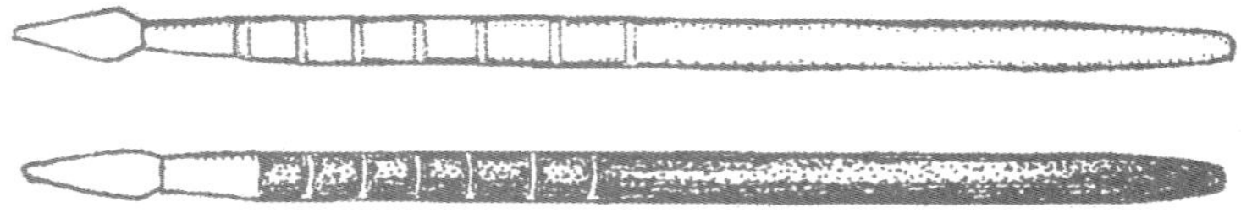

MODELO D (PINCÉIS PARA PORCELANA COM CABO DE ACRÍLICO, ALUMÍNIO OU MADEIRA)

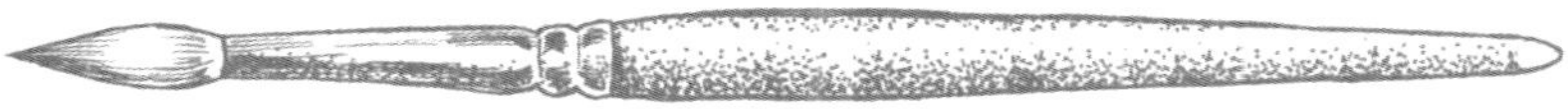

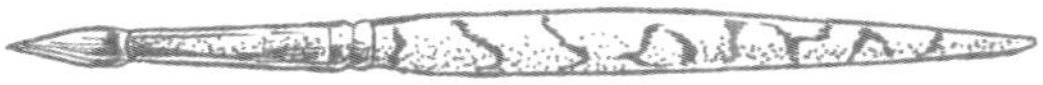

Hollemback

Caracterização

Espátula de aço inoxidável. Nas extremidades, possui duas lâminas cortantes em forma de lança (uma com corte vertical e outra com corte horizontal).

Utilização

- **Para fazer escultura** oclusal de sulcos e cúspides.

> **ATENÇÃO**
>
> Pode causar ferimentos, principalmente se cair durante o manuseio.

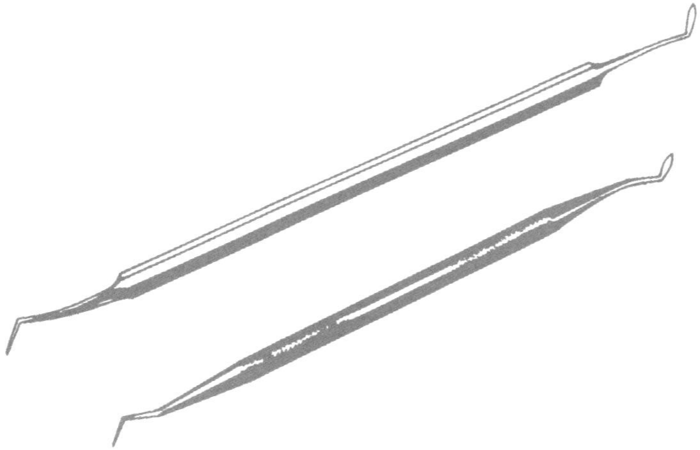

Gotejador de cera

Caracterização

Modelo A: de aço inoxidável. Nas extremidades, apresenta pontas curvas (uma com diâmetro menor do que a outra).

Modelos B e C: de metal e plástico, elétrico. Apresenta seletor de voltagem, cabo de força, potenciômetro e espátulas cambiáveis.

Utilização

- **Para fazer ceroplastia** dental.

MODELO A

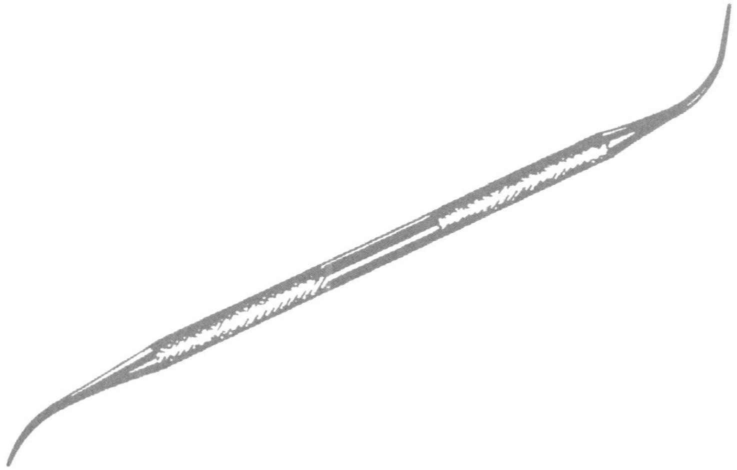

MODELO B

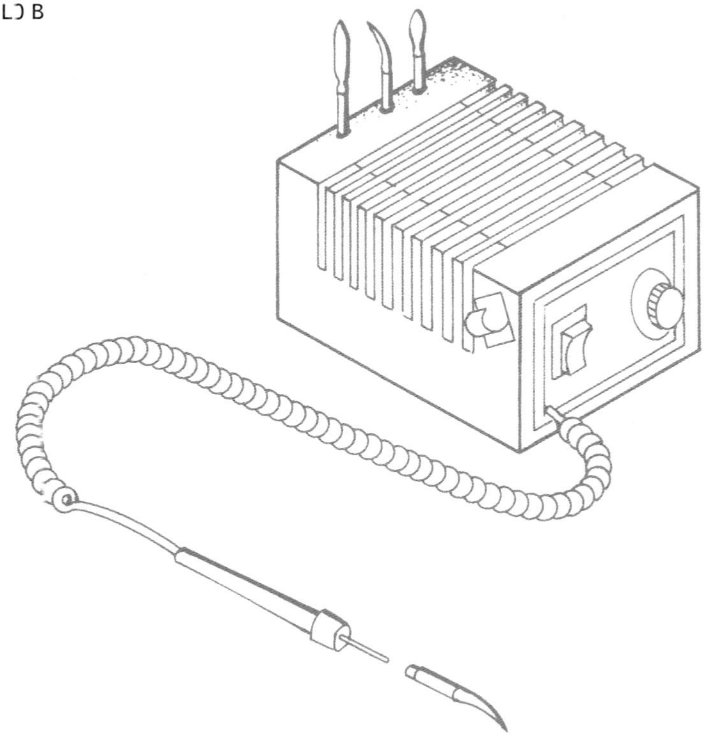

MODELO C

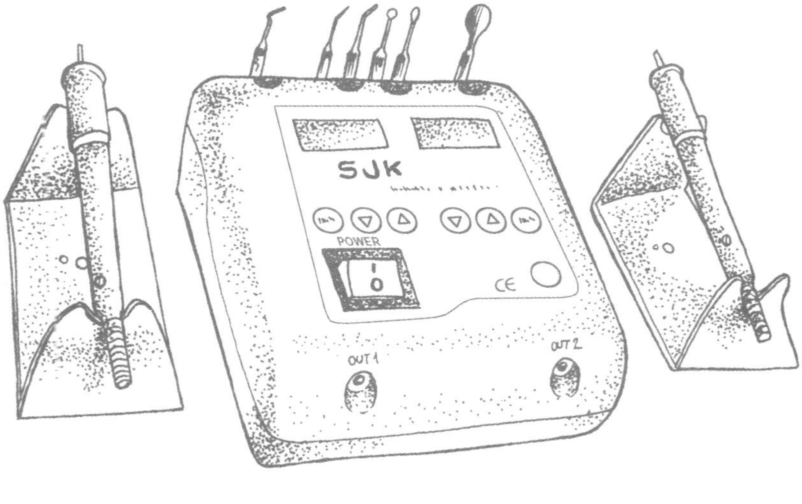

Plastificador de cera

Caracterização

De metal e elétrico, com vários recipientes para cera e controle de temperatura. Pode ser digital ou analógico.

Utilização

- **Para derreter cera.**
- **Para otimizar tempo nos enceramentos.**

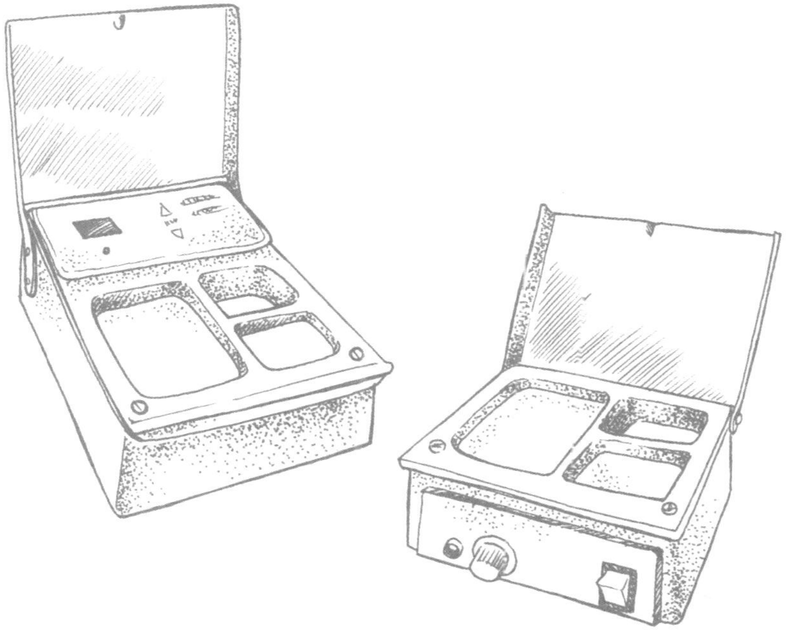

Estilete (torninho de mão)

Caracterização

De aço inoxidável. Em apenas uma das extremidades, há uma ponta móvel, rosqueada, por meio da qual se ajusta uma lâmina cortante.

Utilização

- **Para limpar o espaço interdental** em prótese parcial removível e prótese total.
- **Para limpar internamente** as coroas de prótese fixa.

ATENÇÃO

Pode causar ferimentos, principalmente se cair durante o manuseio.

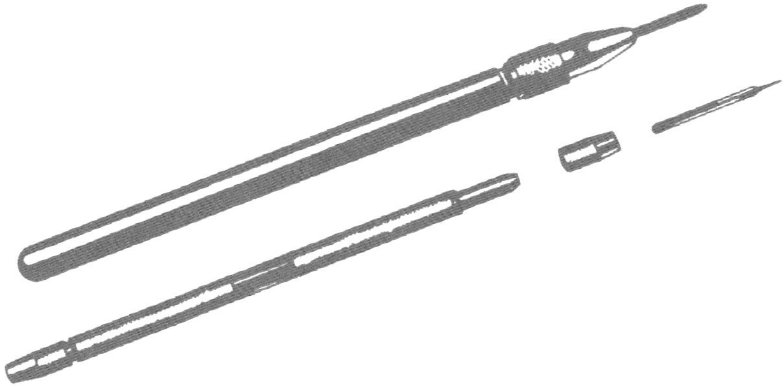

Alicate

Caracterização

De aço inoxidável e fibra de carbono, com pontas de vários modelos.

Utilização

- **Modelo A:** para confeccionar grampos, molas e arcos em ortodontia.
- **Modelo B:** para segurar fundições unitárias durante a usinagem (aquecimento).

MODELO A (PARA ORTODONTIA)

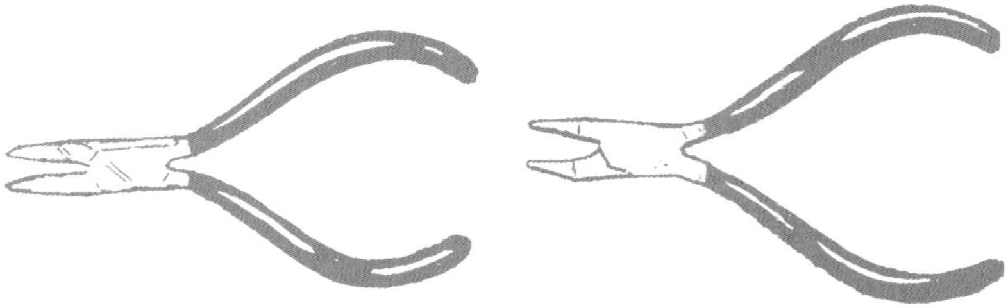

MODELO B (PARA USINAGEM)

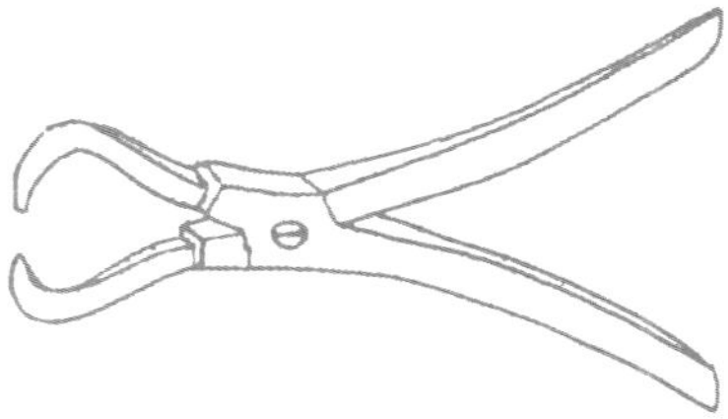

Bisturi

Caracterização

Apresenta suporte de aço inoxidável, ou de plástico, e lâminas descartáveis de aço inoxidável, em vários formatos.

Utilização

- **Para recortar a face incisal** na confecção de facetas de dentes.

ATENÇÃO

Pode causar ferimentos, principalmente se cair durante o manuseio.

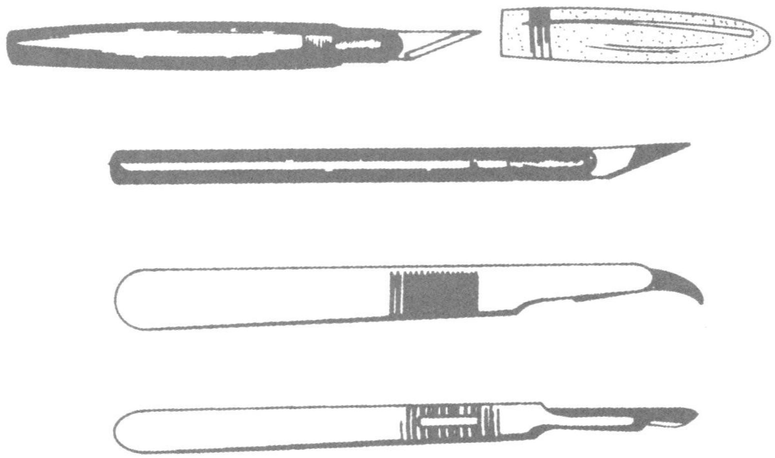

Pinça metálica

Caracterização

De aço inoxidável. As pontas das duas hastes são internamente serrilhadas. Em vários tamanhos e modelos.

Utilização

- **Para auxiliar nas soldagens** de ponte fixa.
- **Para auxiliar na colocação** de reforço metálico em moldeiras de placa base.
- **Para auxiliar no tratamento** térmico de ligas metálicas.
- **Para auxiliar na colocação** de pinos para troquel no modelo de trabalho.

ATENÇÃO

Evite a contaminação da liga metálica, cuidando para não mergulhar a pinça nos ácidos usados em laboratório.

MODELO A (AÇO)

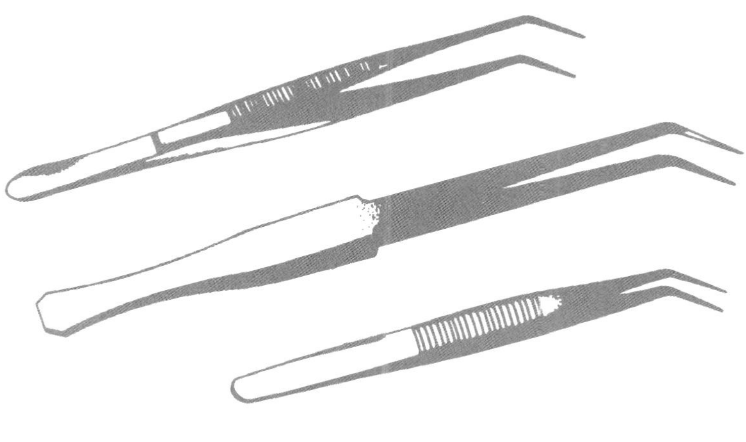

MODELO B (PONTAS DE QUARTZO)

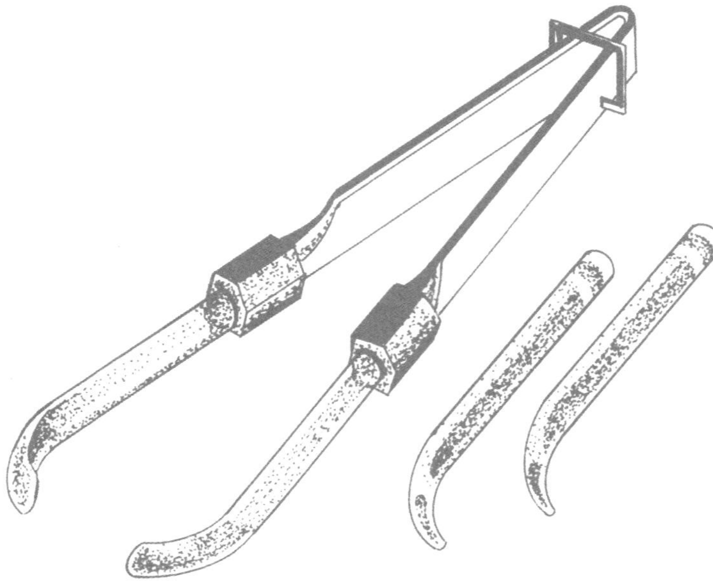

Pinça hemostática (mosquito)

Caracterização

De aço inoxidável. Apresenta cabo em forma de tesoura com trava de segurança. As pontas das duas hastes, internamente serrilhadas, podem ser retas ou curvas.

Utilização

- **Para servir de suporte** de trabalhos protéticos na aplicação de opaco, cerâmica ou resinas especiais.

MODELO A (PARA SEGURAR NO BATOQUE)

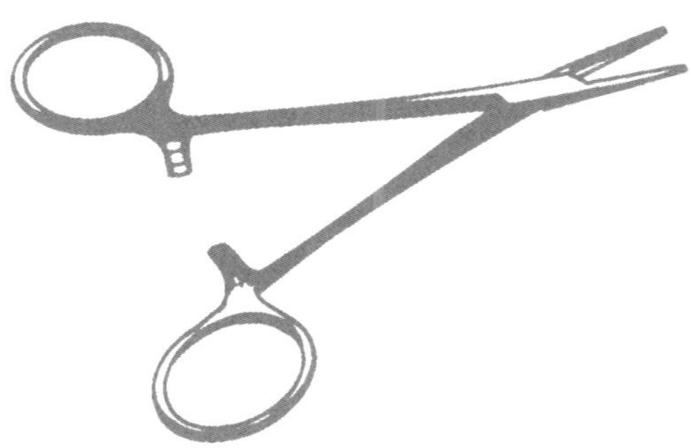

MODELO B (PARA SEGURAR DENTRO DO *COPING*)

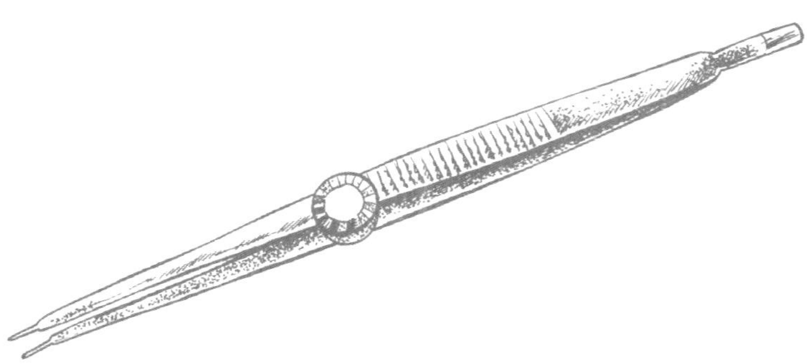

Balança de precisão

Caracterização

Possui base de plástico ou de madeira com gaveta, onde se guardam os pesos, e suporte com dois pratos de aço inoxidável. Em vários modelos.

Utilização

- **Para pesar ligas metálicas.**

MODELO A

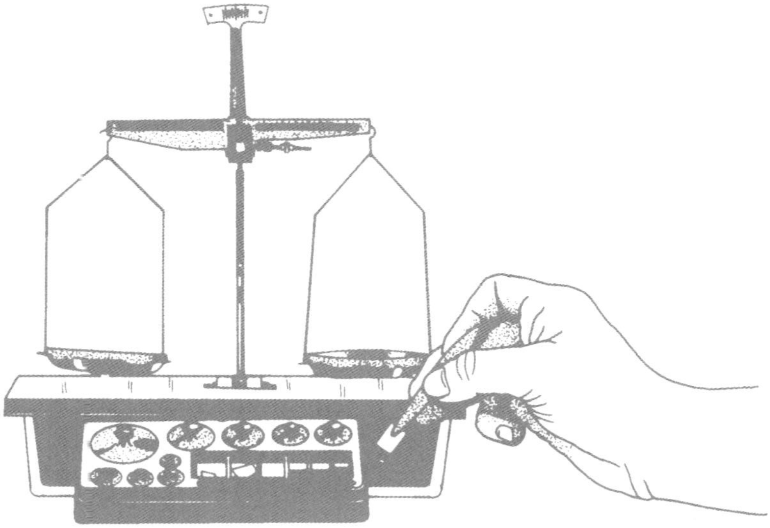

MODELO B (DIGITAL)

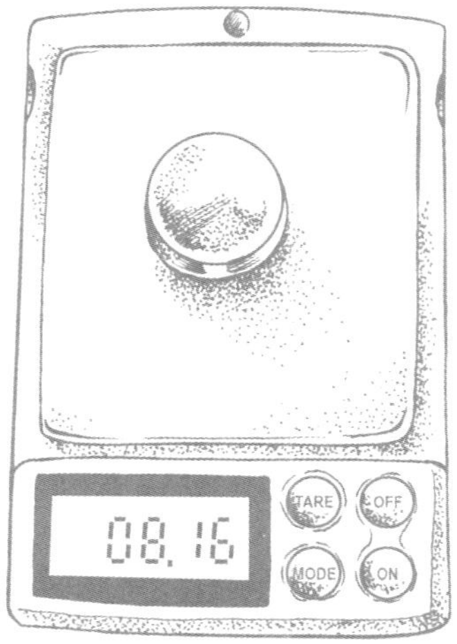

Bico de Bunsen

Caracterização

De metal. Com entrada para o gás e regulagem para a mistura do ar. Em vários modelos.

Utilização

- **Como fonte de calor** para aquecer espátulas, derreter cera, etc.

ATENÇÃO

Evite acidentes, riscando o fósforo sempre antes de abrir o gás e cuidando para não passar o braço ou as mãos sobre o aparelho (muitas vezes, a chama fica invisível, dando a impressão de que ele não está ligado).

MODELO A

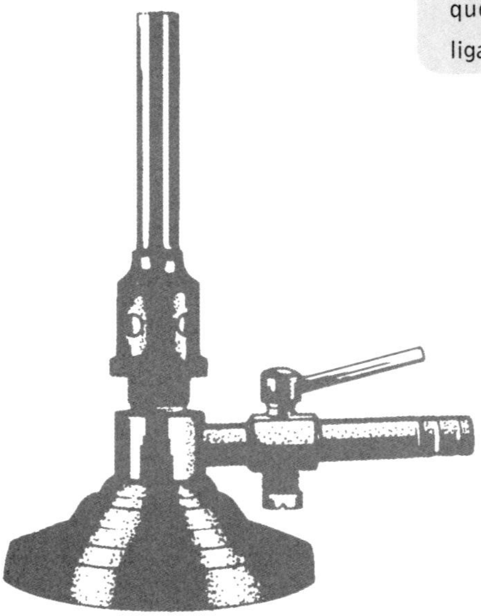

MODELO B

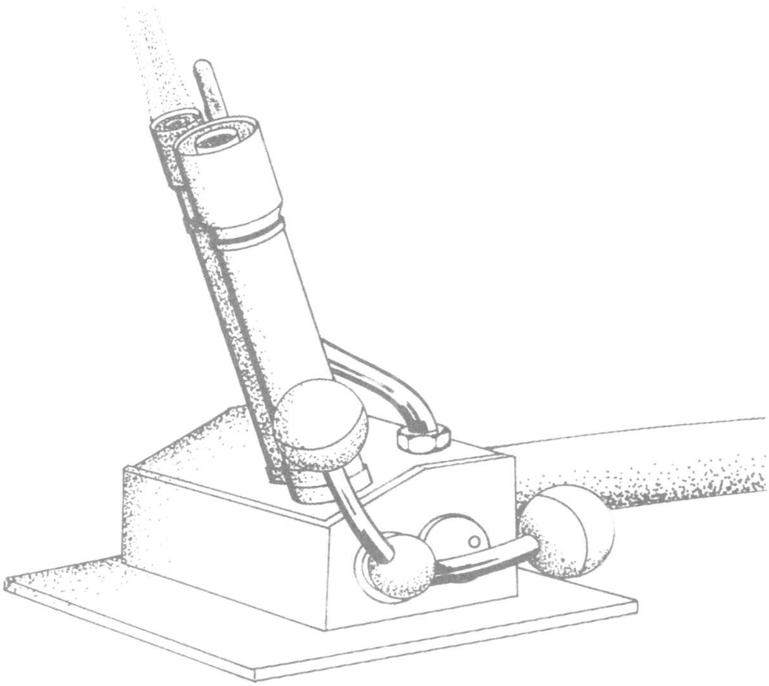

Lamparina a álcool

Caracterização

De vidro ou de aço inoxidável. Possui pavio e tampa.

Utilização

- **Como fonte de calor** alternativa para o bico de Bunsen.

ATENÇÃO

Nunca se deve enchê-la até a tampa, pois pode explodir.

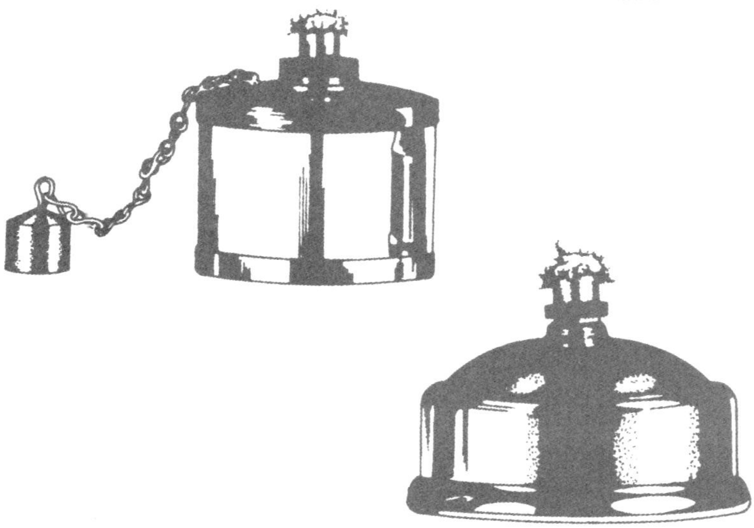

Lamparina de Hanau

Caracterização

De plástico ou de metal. Apresenta recipiente para álcool, pavio, ponta direcional da chama em forma de agulha e tampa.

Utilização

- **Como fonte de calor** para alisar cera das esculturas e para alisar roletes de cera de prótese total e removível.

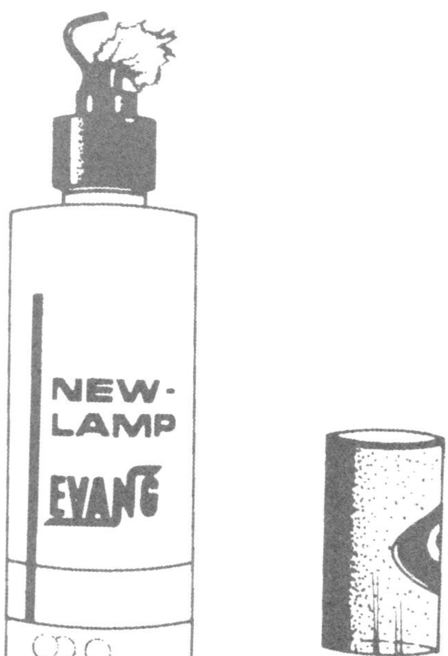

Óculos de proteção: lentes claras

Caracterização

De material sintético duro. Semelhantes aos óculos convencionais, mas com protetores laterais.

Utilização

- **Para proteger a vista** dos fragmentos durante o uso do motor de caneta e chicote no polimento e na usinagem.

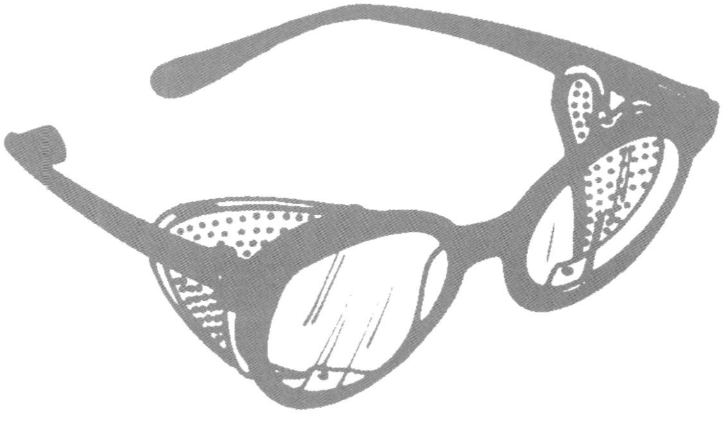

Máscara

Caracterização

De tecido de algodão ou de material sintético.

Utilização

- **Para proteger a boca e o nariz** da aspiração de partículas durante o acabamento e polimento de trabalhos protéticos.

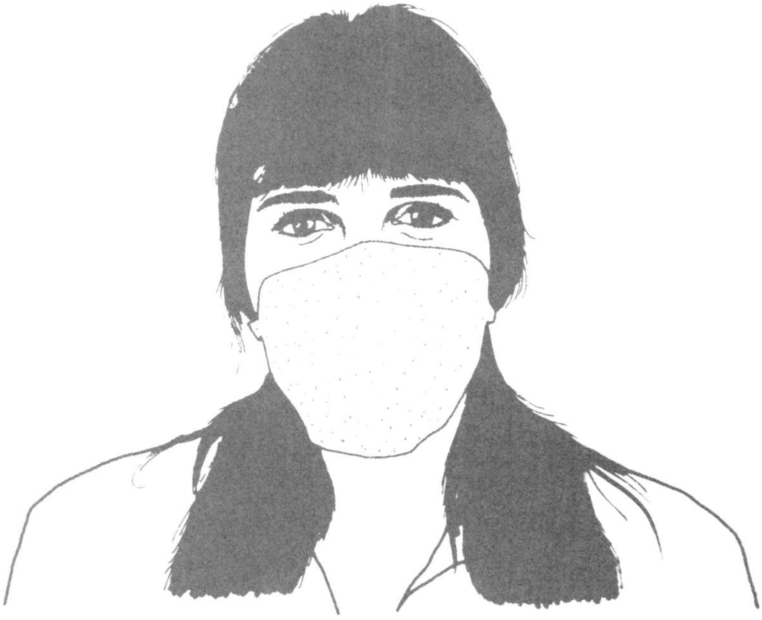

Motor de caneta e chicote

Caracterização

De metal, elétrico (110 ou 220 volts). O aparelho é constituído de motor, caneta, chicote e reostato. Em vários modelos.

Utilização

- **Para dar acabamento**, usinagem e polimento em trabalhos protéticos de resina, cerâmica ou metal.

MODELO A

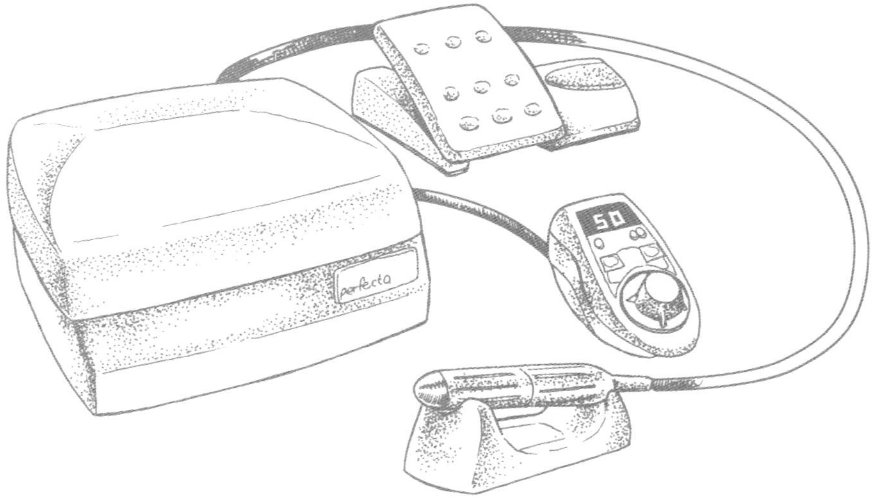

MODELO B

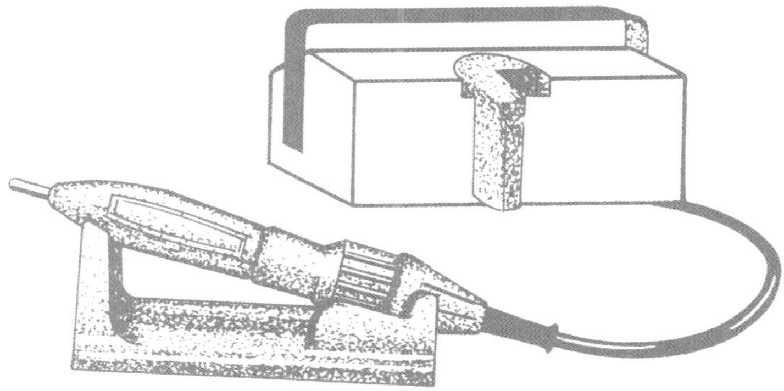

MODELO C

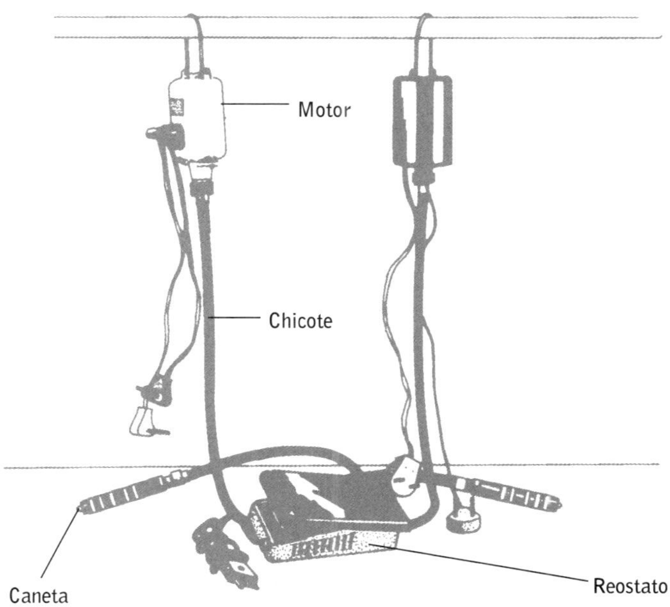

Brocas e porta-brocas

Caracterização

As brocas são de *carbide*, metal ou diamantadas, em vários tipos e tamanhos. O porta-brocas é de plástico, acrílico ou metal, em vários tipos e tamanhos.

Utilização

- **Para dar acabamento** ou usinagem e polimento em trabalhos protéticos de metal, cerâmica e resina (brocas).
- **Para acondicionar as brocas** (porta-brocas).

MODELO A (ACRÍLICO)

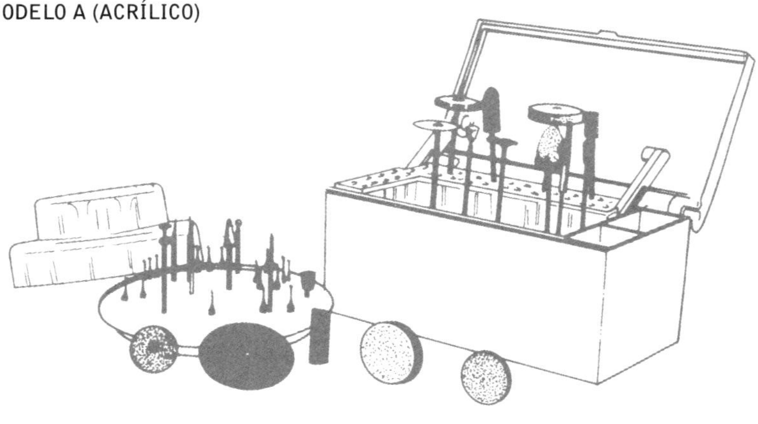

MODELO B (MAGNÉTICO)

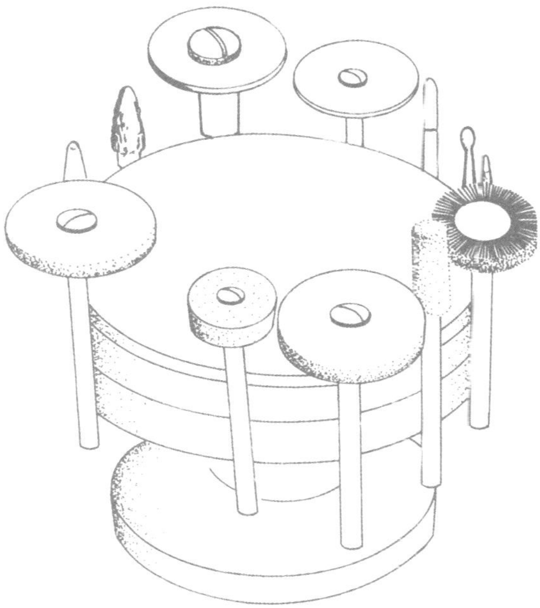

Espessímetro

Caracterização

De metal. Apresenta graduação em décimos de milímetros e duas pontas ou analógico para medir espessuras.

Utilização

- **Para medir as espessuras dos metais e de cera** durante a usinagem e enceramento.

MODELO A (ESPESSÍMETRO MANUAL)

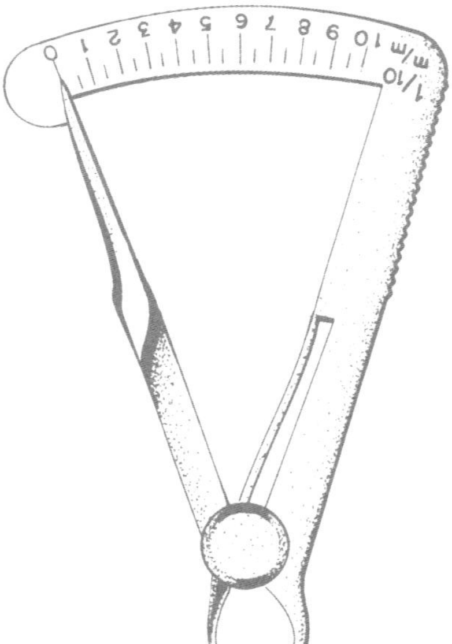

MODELO B (ESPESSÍMETRO ANALÓGICO)

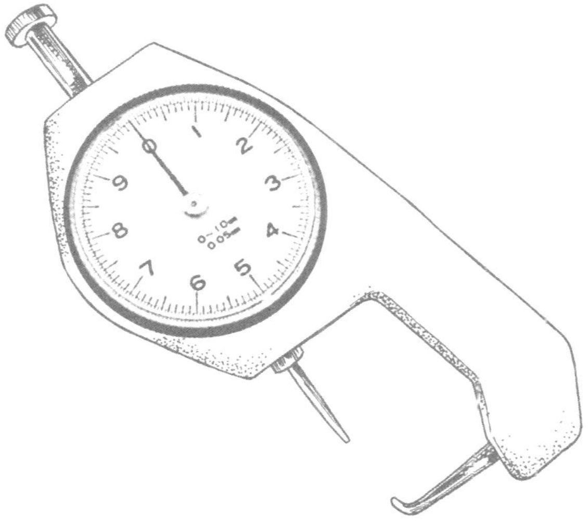

Revólver de ar

Caracterização

De metal ou de borracha. Tem dispositivo para o disparo do jato de ar e é ligado à saída do compressor por uma mangueira resistente.

Utilização

▶ **Para secar moldes e modelos** com jatos moderados.

MODELO A

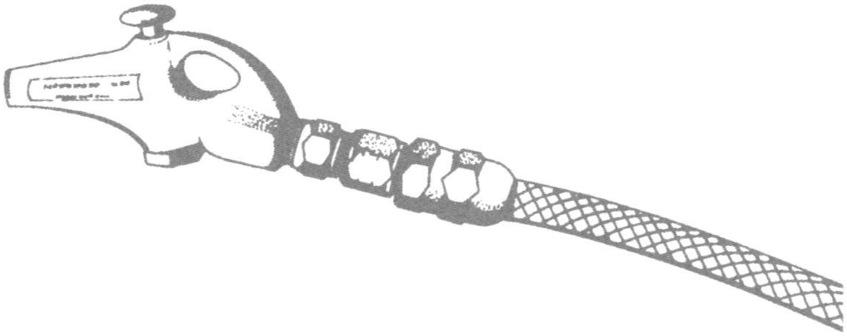

MODELO B

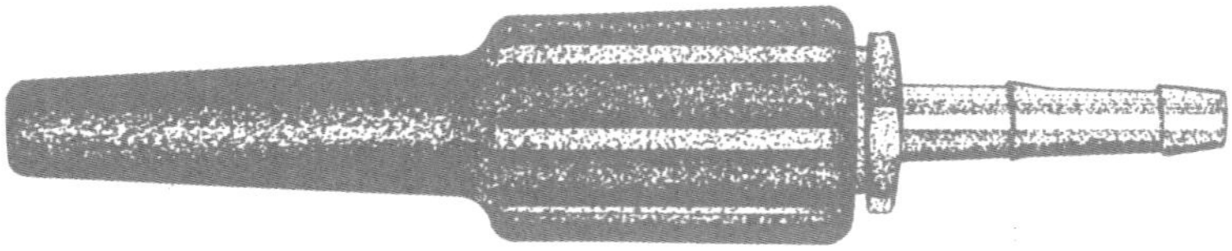

Delineador (paralelômetro)

Caracterização

De metal. É constituído de plataforma, haste horizontal, haste analisadora, platina e pontas analisadoras.

Utilização

- **Para dar paralelismo** em trabalhos protéticos. Ex.: no planejamento de prótese parcial removível e colocação de *attachment*.

MODELO A

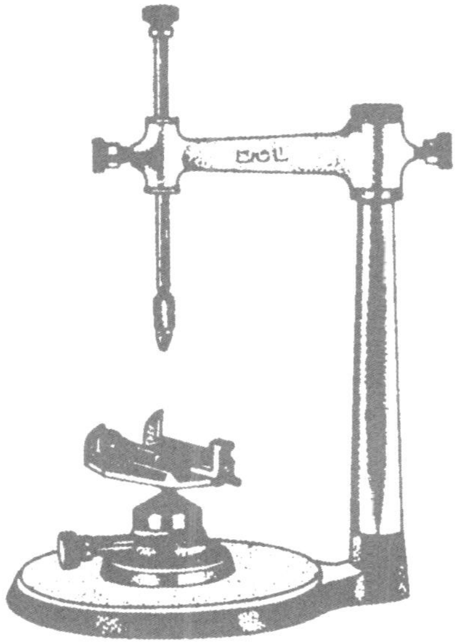

MODELO B

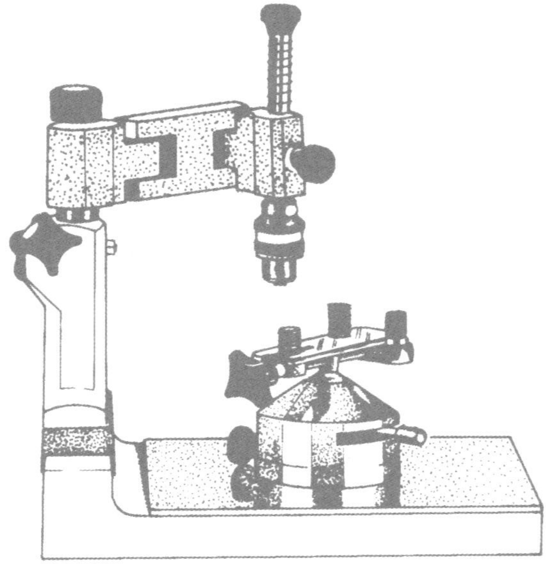

Fresadora

Caracterização

De metal. É constituída de plataforma, haste vertical, platina e motor.

Utilização

- **Para fresagem** em coroas de prótese fixa.

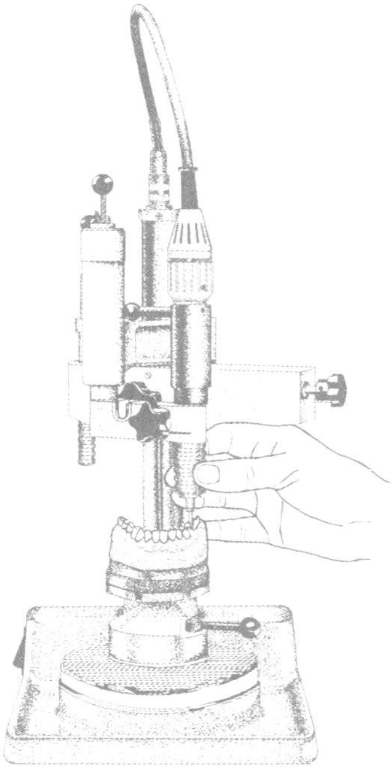

2

Equipamentos e instrumentos para trabalhos protéticos confeccionados com gesso e revestimentos

Balança para gesso e revestimento

Caracterização

Apresenta base de metal e prato de plástico, analógica ou eletrônica. Pesa objetos de até 2 kg. Em vários modelos.

Utilização

- **Para pesar gesso** e revestimentos.

MODELO A

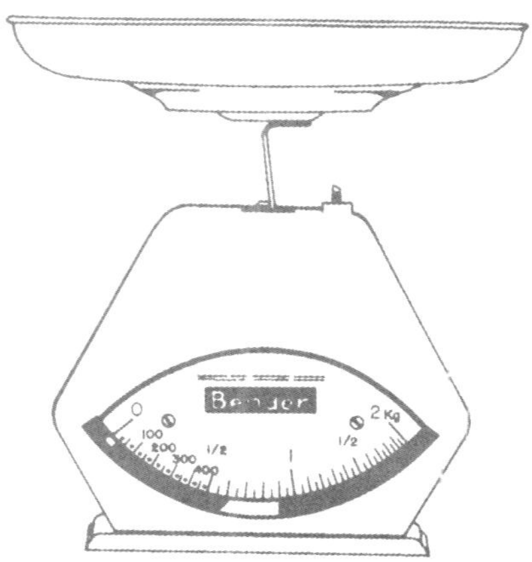

MODELO B

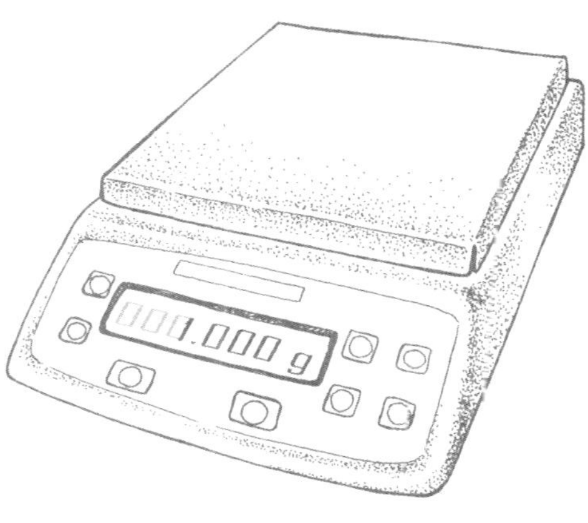

Medidores de alginato

Caracterização

De plástico. Há um medidor para o pó e outro para a água.

Utilização

- **Para medir a proporção** pó/líquido na preparação de alginato.

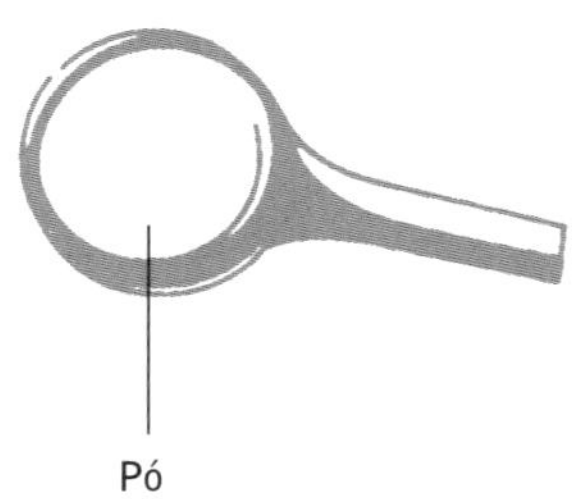

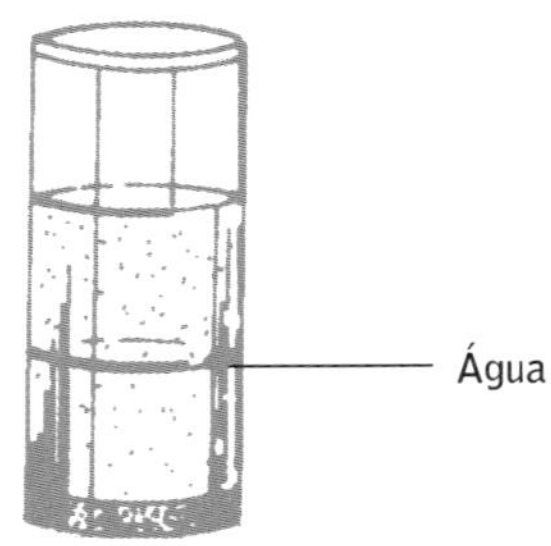

Proveta

Caracterização

De vidro ou de plástico. Com graduação em milímetros.

Utilização

- **Para medir a água ou os líquidos** específicos na preparação de gessos ou revestimentos.

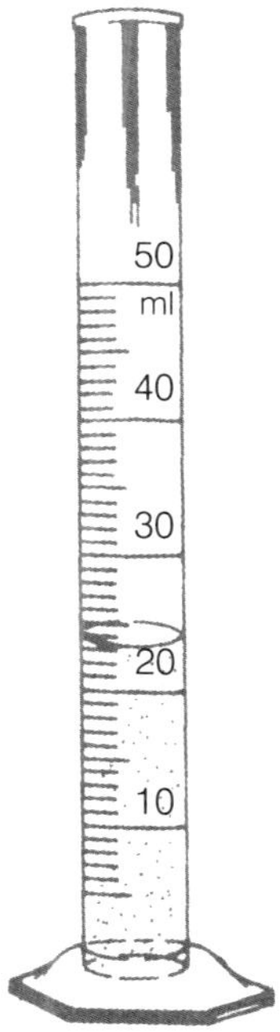

Cubeta e espátula para gesso

Caracterização

De borracha ou de plástico, em vários tamanhos, a cubeta possui forma de tigela. A espátula pode ser de aço inoxidável ou de material sintético; pode ter cabo de madeira ou de material sintético.

Utilização

- **Para homogeneizar gessos**, alginatos e revestimentos.

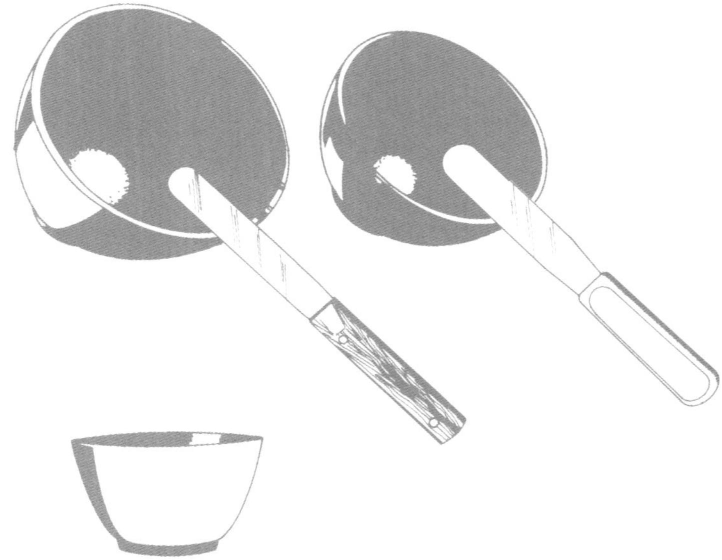

Vibrador

Caracterização

De metal, elétrico (110 ou 220 volts). É formado de motor, com controle graduável de vibração. Em vários modelos e tamanhos.

Utilização

- **Para evitar bolhas** em gessos e revestimentos.

MODELO A (PEQUENO)

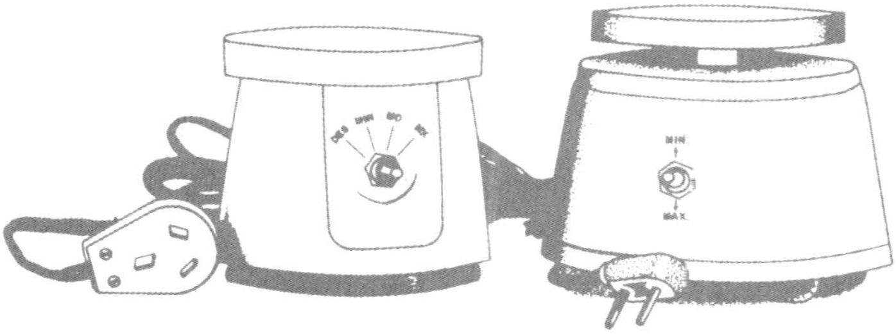

MODELO B (GRANDE)

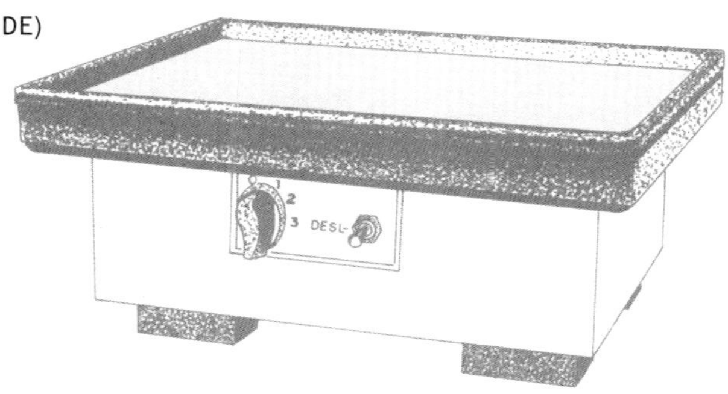

Mufla para duplicação de modelos

Caracterização

De metal. Apresenta base e contramufla com três orifícios.

Utilização

- **Para duplicar modelos** na confecção de prótese parcial removível de cromo-cobalto.

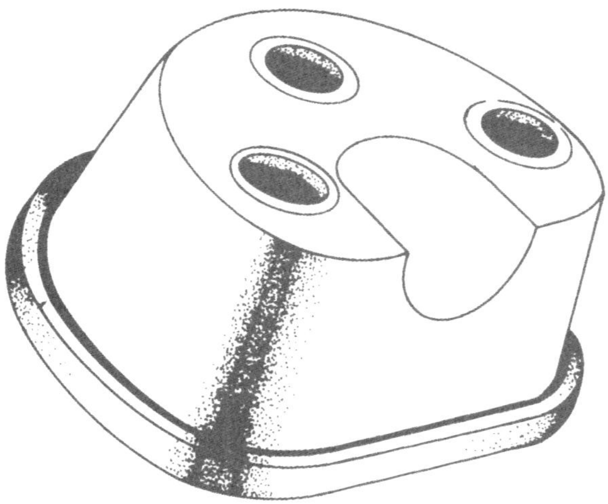

Moldeiras

Caracterização

De alumínio liso ou perfurado. A moldeira superior é constituída de cabo, bacia e goteira; a inferior, apenas de cabo e goteira. Em vários tamanhos (de acordo com o tamanho da boca) e em dois modelos (para moldagem parcial ou total).

Utilização

- **Para reproduzir o modelo** didático indicado pelo docente em escolas de prótese ou de odontologia.
- **Para a confecção de moldes clínicos** pelo cirurgião-dentista.

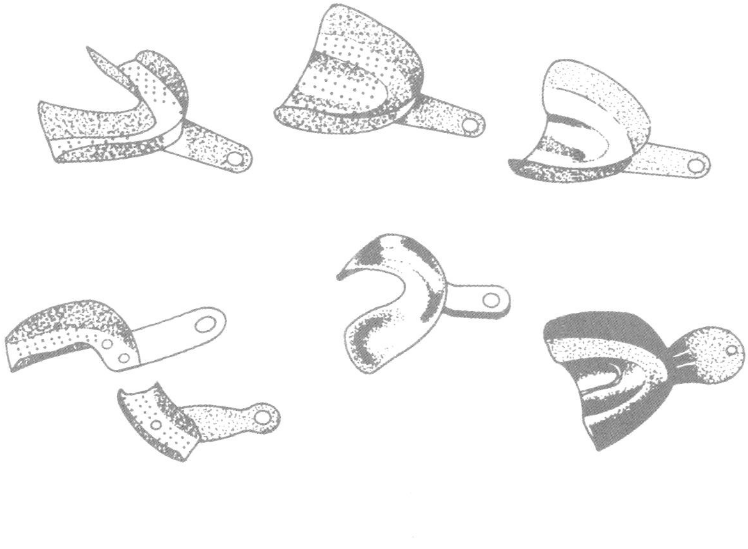

Cortador de palato

Caracterização

De metal, elétrico (110 ou 220 volts). Possui motor, pinça para broca específica, plataforma para modelo, aspirador com filtro.

Utilização

- **Para cortar o palato** ou a base do modelo inferior para confecção de troquéis.

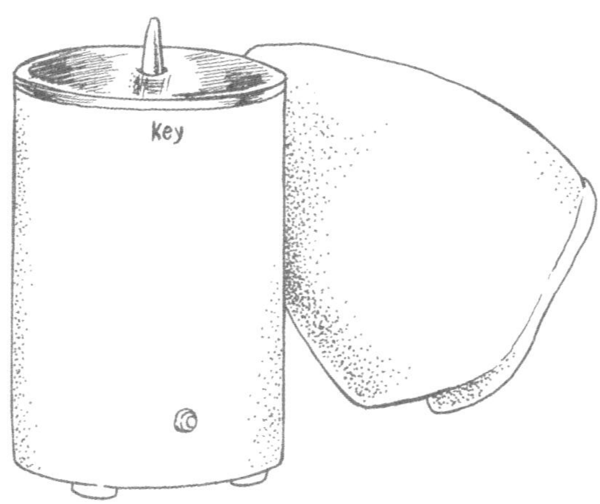

Aparelho para troquelização

Caracterização

Modelos A e B (*Laser Pin* e *Pindex*): de metal e de plástico, elétrico (bivolt). Tem mesa para apoio do modelo, motor, broca e mira-*laser*.

Modelo C (*Accutrac*): de plástico. Tem canaleta com várias guias e acessórios encaixáveis para travamento.

Utilização

▶ **Para auxílio na confecção** de troquel removível.

MODELO A (LASER PIN)

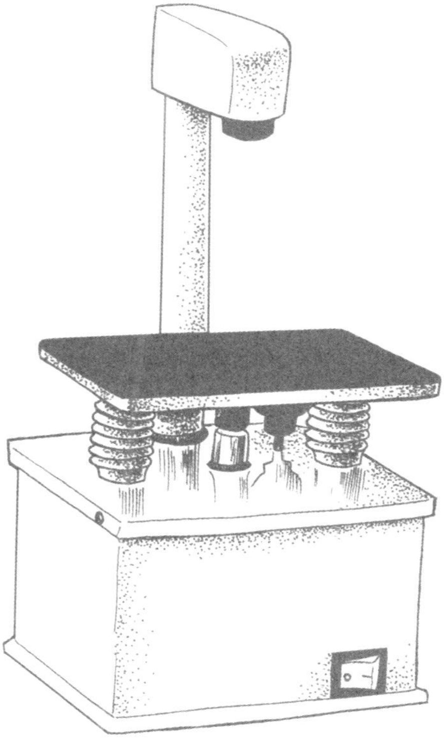

MODELO B (PINDEX)

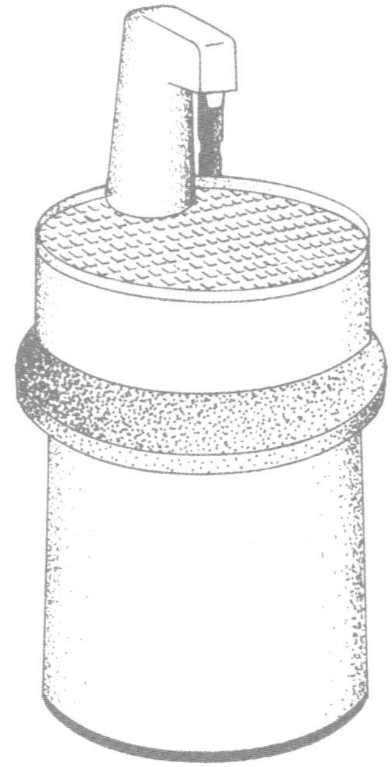

MODELO C (ACCUTRAC)

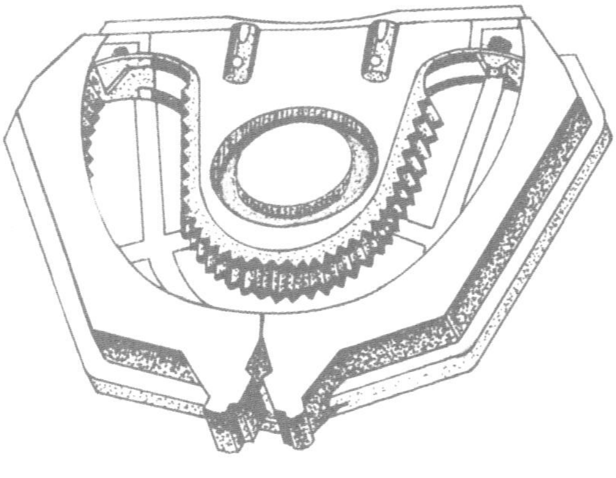

Cortador de gesso

Caracterização

Modelo A: de metal, elétrico (110 ou 220 volts). É formado de motor, disco de lixa, entrada e saída de água e plataforma para modelo.

Modelo B: de metal, elétrico (220 volts). Não utiliza água. É formado de motor, fita de lixa, plataforma para modelos reguláveis, fresa e aspirador de pó (a seco).

Utilização

- **Para recortar modelos** de gesso e de revestimento.

> **ATENÇÃO**
> Desligue a água após o uso, no modelo A. Limpe periodicamente o cortador de gesso (modelos A e B) para evitar entupimento.

MODELO A (A ÁGUA)

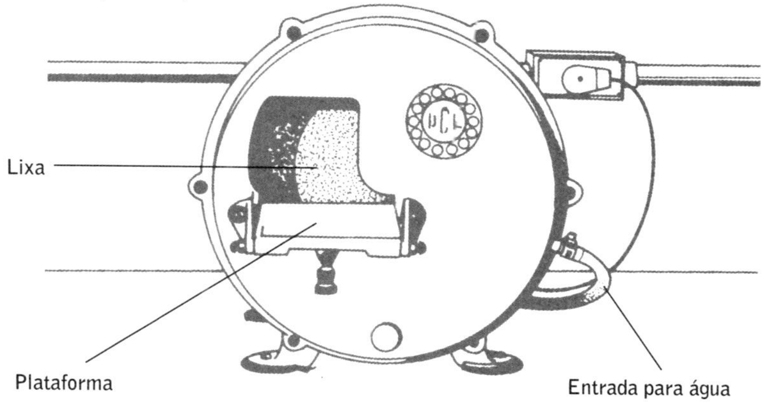

MODELO B (A SECO)

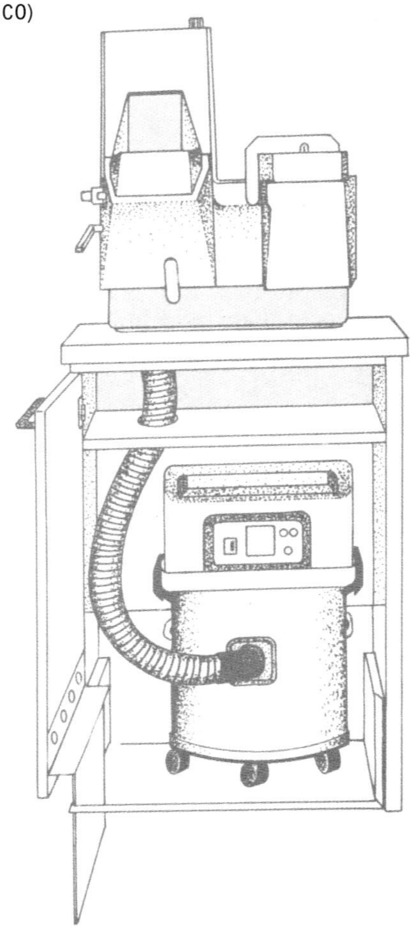

Arco de serra

Caracterização

De metal, com cabo revestido de plástico. Nas extremidades, há encaixe para a serra. Em vários modelos e tamanhos.

Utilização

- **Para recortar o gesso** na confecção de troquel.

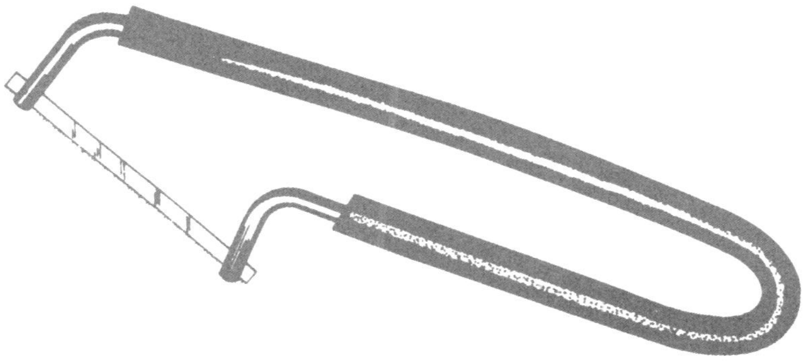

Metalizador de troquel

Caracterização

De metal, elétrico (110 ou 220 volts). Apresenta circuito eletrônico, amperímetro, saída para cátodo e ânodo.

Utilização

- **Para metalizar** com cobre ou prata na superfície do troquel.

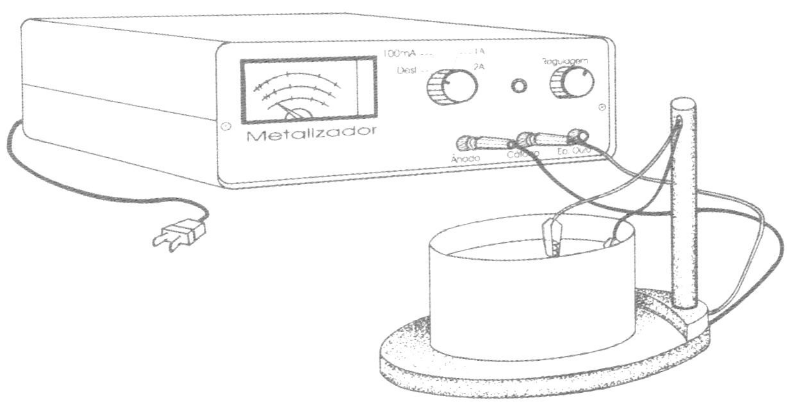

Faca para gesso

Caracterização

Nas extremidades do cabo de madeira, possui duas lâminas cortantes de aço inoxidável.

Utilização

- **Para fazer retenções** em modelos de gesso.
- **Para dar acabamento** em modelos de gesso.

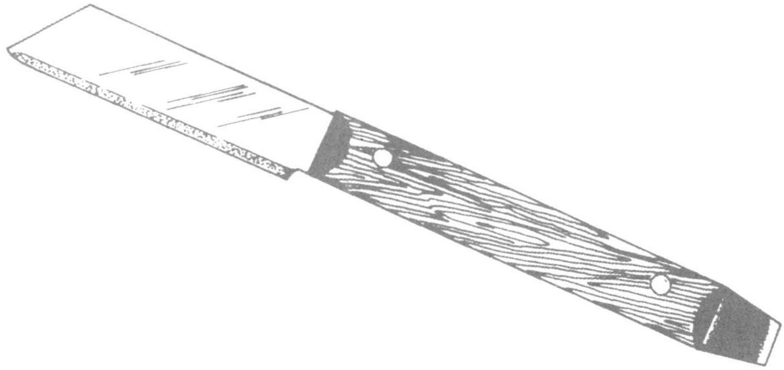

Articulador

Caracterização

De metal. É constituído de hastes horizontais, guias condilares e incisais, bolachas, etc. De vários tipos (arbitrários, semiajustáveis, totalmente ajustáveis) e em vários tamanhos e modelos.

Utilização

- **Para fixar os modelos em oclusão.**
- **Para registrar as relações** maxilomandibulares e movimentos mandibulares.

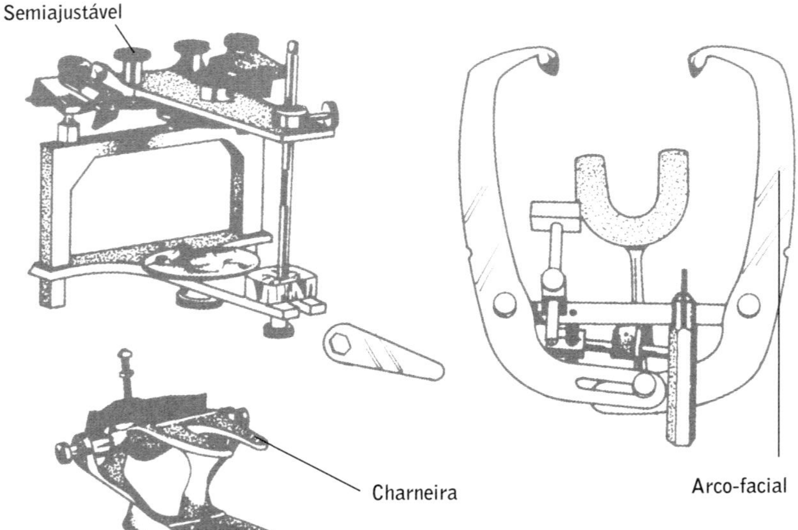

Muflas convencionais e para micro-ondas

Caracterização

De metal ou de plástico. As maiores possuem base, contramufla e tampa, e as menores, apenas base e contramufla. Em três tamanhos e em vários modelos, com ou sem parafuso.

Utilização

- **Para incluir trabalhos protéticos** em que são utilizadas resinas termopolimerizáveis ou por micro-ondas.

> **ATENÇÃO**
> Use sempre chave de rosca apropriada para apertar a porca do parafuso da mufla para não danificar o trabalho (evitando, por exemplo, a porosidade) e nunca use martelo de metal para não danificar as bordas da mufla.

PARA POLIMERIZAÇÃ DE RESINA CONVENCIONAL

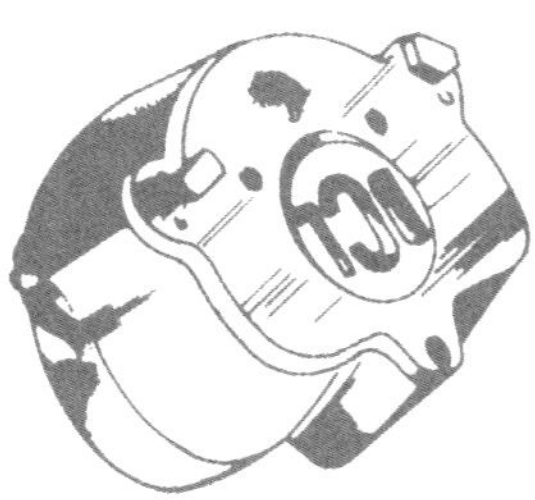

PARA POLIMERIZAÇÃO DE RESINA POR MICRO-ONDAS

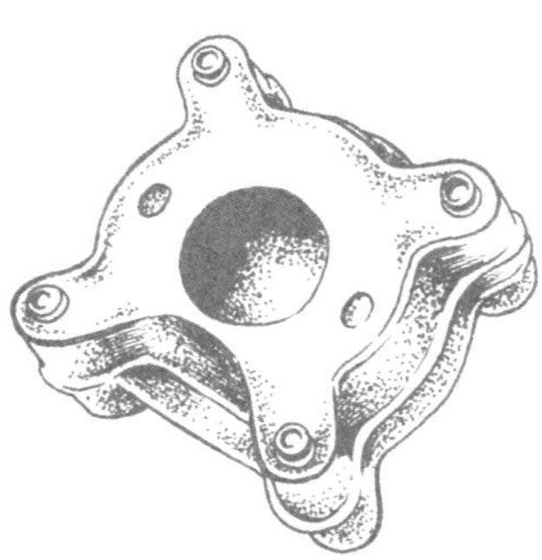

PARA PRÓTESE FIXA

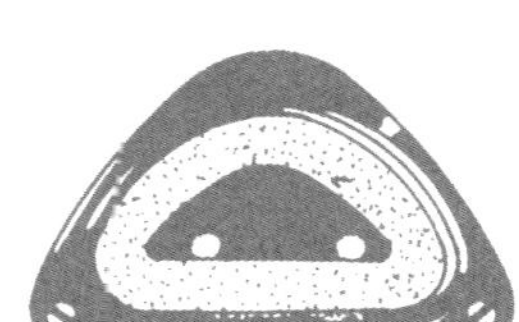

Descerador

Caracterização

De metal, elétrico (220 volts). Apresenta resistência, cubas para água e depósito de cera, prateleiras para muflas, esguicho e painel de controle.

Utilização

- **Para lavar cera das muflas** ou de modelos em geral.

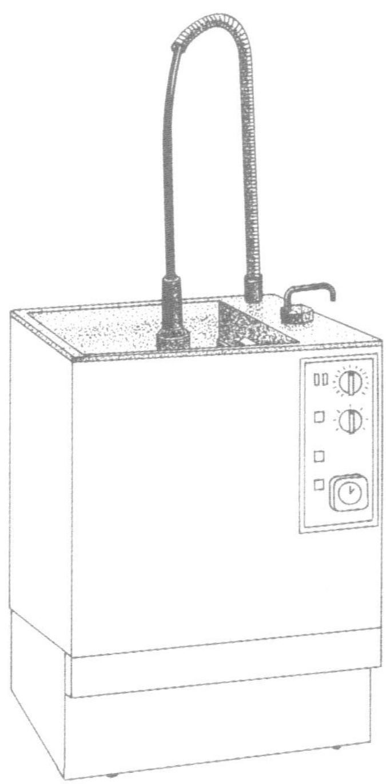

Martelo/Martelete

Caracterização

Martelo – de polietileno ou de madeira. Apresenta-se na forma de cilindro ou de cubo grande.

Martelete – de metal, elétrico e pneumático.

Utilização

- **Para separar as próteses** do bloco de gesso – desmuflagem.
- **Para separar fundição** do revestimento à base de fosfato.
- **Para separar modelos** das bolachas do articulador.

MODELO A (MARTELETE A AR COMPRIMIDO)

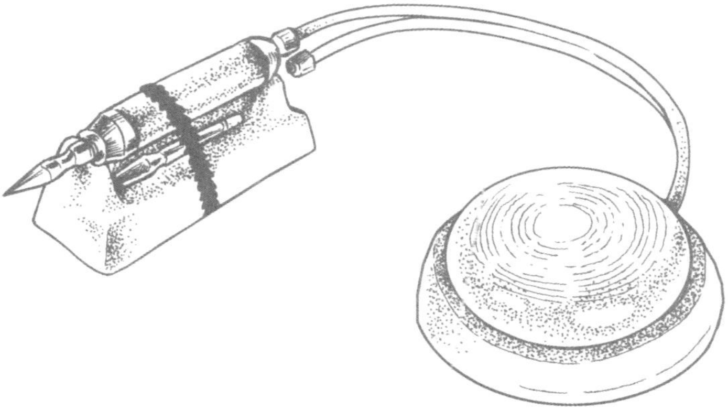

MODELO B (MARTELO)

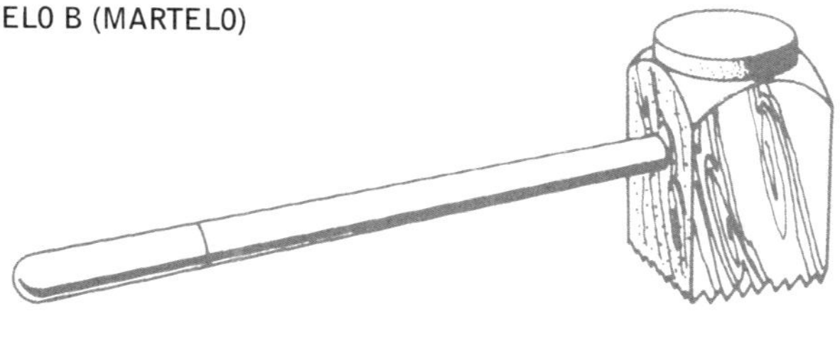

Tesoura para ouro

Caracterização

De aço inoxidável. Possui ponta pequena, com lâminas retas ou curvas.

Utilização

- **Para cortar placa-base**, palhões de solda, folhas de ouro e anéis de moldagem.
- **Para auxiliar na desmuflagem.**

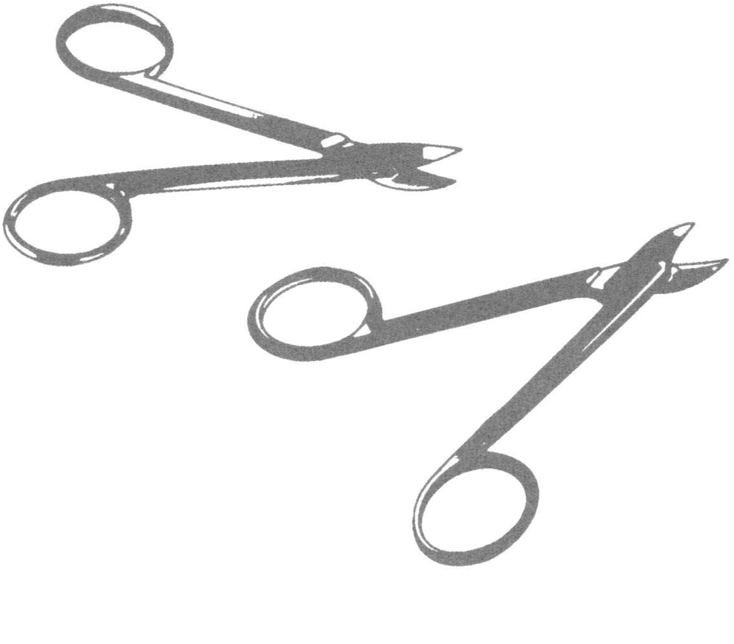

3

Equipamentos e instrumentos usados na fundição e na solda de metais

Inclusor a vácuo

Caracterização

De metal, elétrico (110 ou 220 volts). É constituído de motor, espatulador mecânico, manômetro, vibrador e cuba.

Utilização

- **Para homogeneizar gessos,** alginatos e revestimentos.
- **Para incluir padrão de cera** em anel de fundição.

ATENÇÃO

Lave a cuba antes de o gesso ou revestimento tomar presa e limpe o bico da mangueira para não entupi-la.

MODELO A

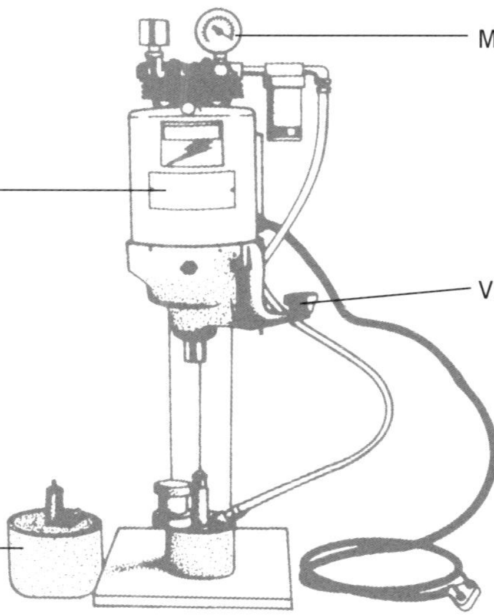

MODELO B

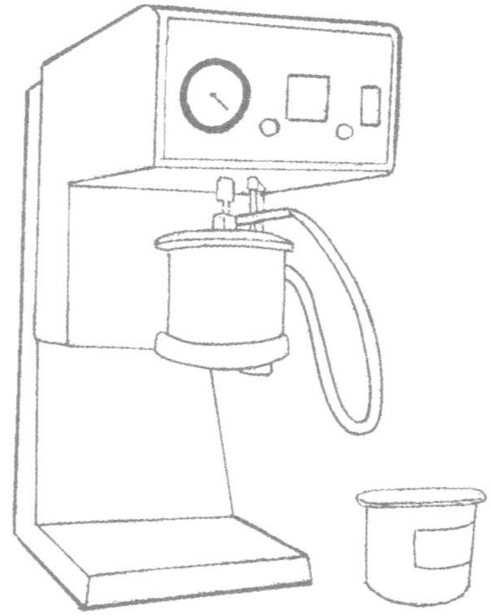

Ultrassom

Caracterização

De aço inoxidável, elétrico (110 ou 220 volts). Apresenta circuito eletrônico, tanque ou cesto cambiável, *timer*, lâmpada piloto e saída de água.

Utilização

- **Para limpar e higienizar trabalhos protéticos** por meio da vibração ultrassônica.

MODELO A

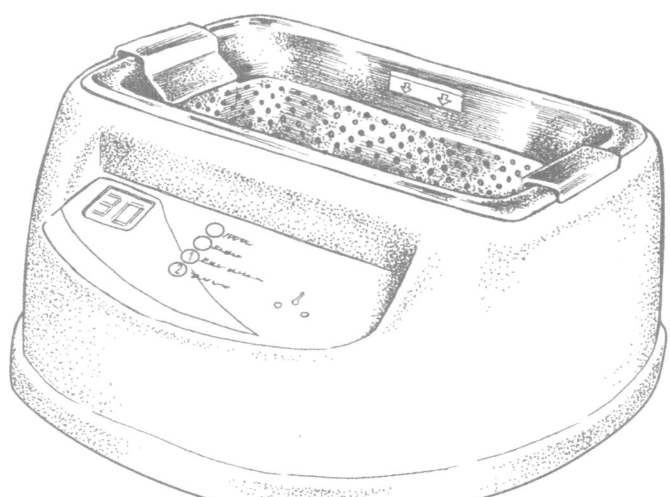

MODELO B

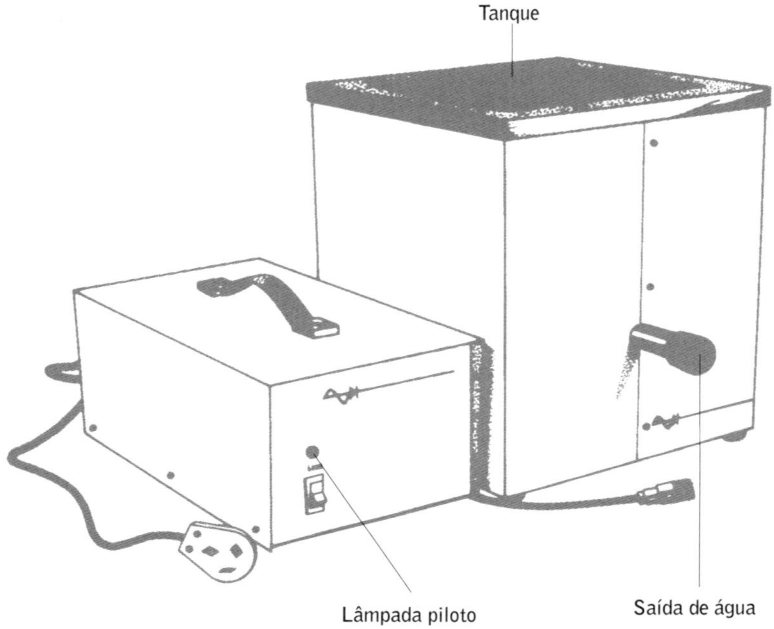

Aparelho de limpeza a vapor

Caracterização

De metal, elétrico (110 e 220 volts). Apresenta cuba para água, bico para saída do vapor e painel de controle.

Utilização

▶ **Para limpar e higienizar trabalhos protéticos** por meio de vapor.

MODELO A

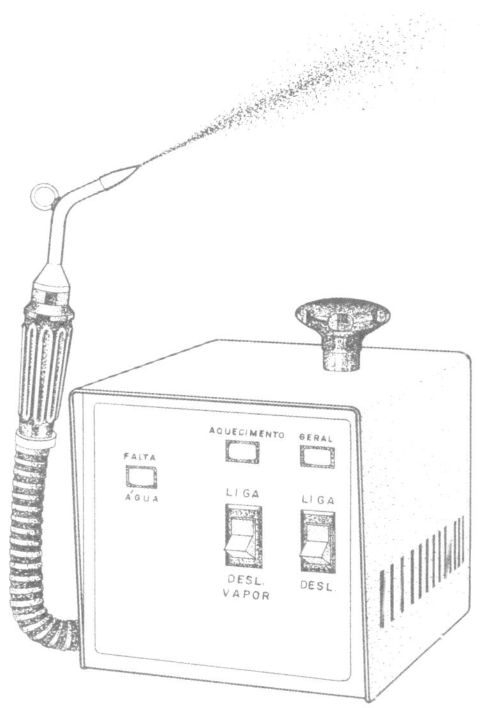

MODELO B

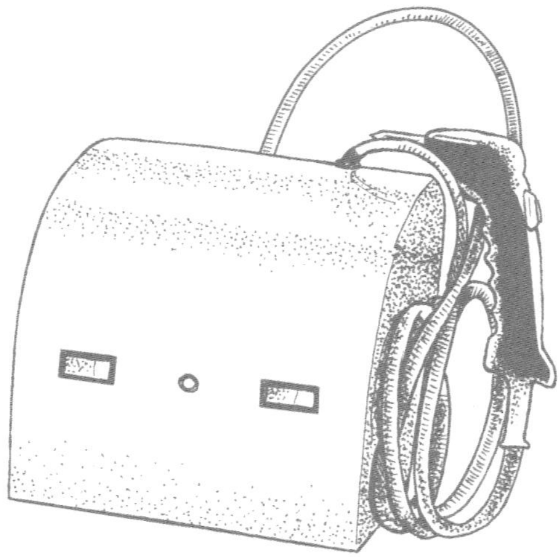

Base formadora e anel de fundição

Caracterização

De metal ou de borracha, a base formadora para cadinho possui um encaixe central para *sprue*. O anel de fundição, de aço inoxidável ou de silicone, é um cilindro com duas extremidades vazadas. Tanto a base quanto o anel são apresentados em vários tamanhos.

Utilização

▶ **Para incluir o padrão de cera** para fundição.

MODELO A (SILICONE)

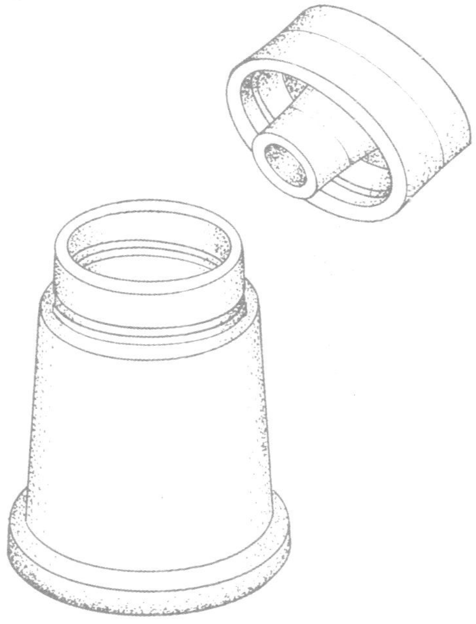

MODELO B (AÇO)

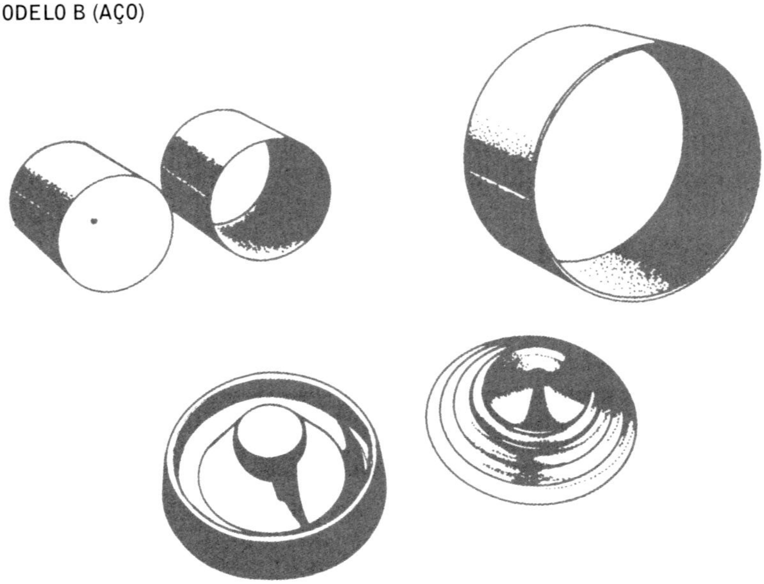

Câmara de umidade

Caracterização

Caixa de plástico, com tampa, na base da qual há uma esponja.

Utilização

- **Para guardar anel de fundição** com padrão de cera já incluído.
- **Para preservar** por algum tempo moldes a serem preenchidos com gesso.
- **Para evitar a evaporação do monômero** durante a caracterização no sistema Tomaz Gomes.

ATENÇÃO

Mantenha a esponja sempre úmida.

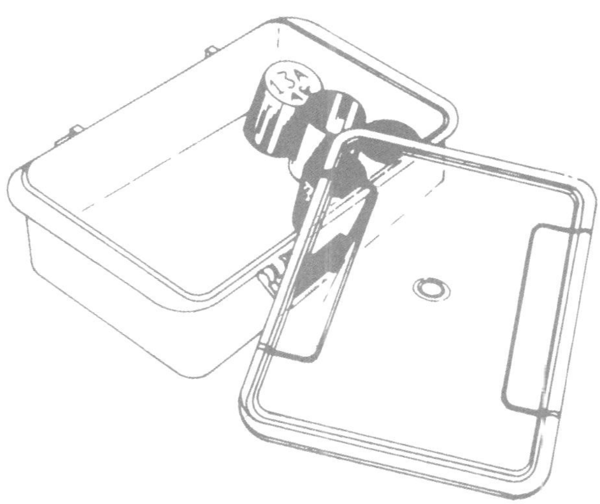

Higrobath

Caracterização

De metal, elétrico (110 ou 220 volts). É formado por resistência, cuba para água com isolamento das paredes, termostato e lâmpada piloto.

Utilização

- **Para promover a expansão** higroscópica do revestimento no anel de fundição.

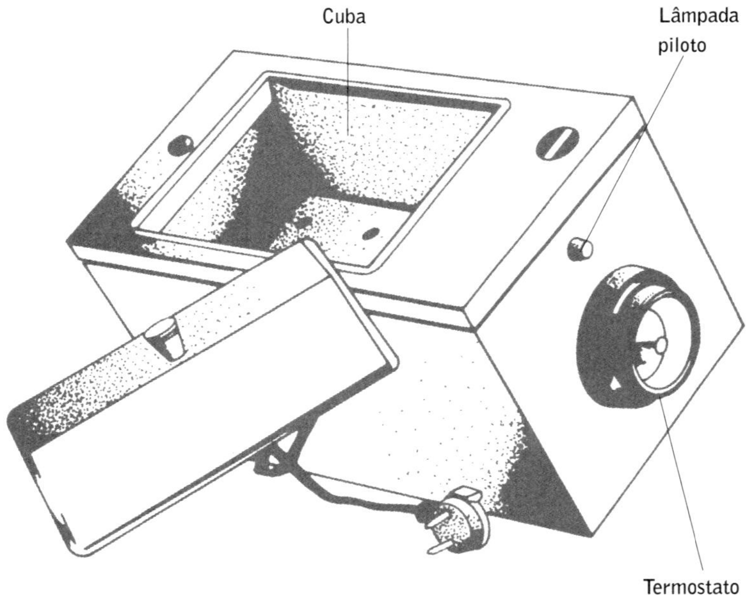

Forno para fundição

Caracterização

De metal, elétrico (110 ou 220 volts). Apresenta resistência, termostato, microprocessador, pirômetro, porta com alavanca e mufla. A temperatura vai até 1.700 °C. Em vários modelos e tamanhos.

Utilização

Modelos A e B

- **Para promover a expansão** térmica de revestimento.
- **Para aquecer blocos** de revestimento na soldagem.
- **Para dar tratamento térmico** a ligas metálicas.

Modelo C

- **Para fundição em titânio.**

MODELO A

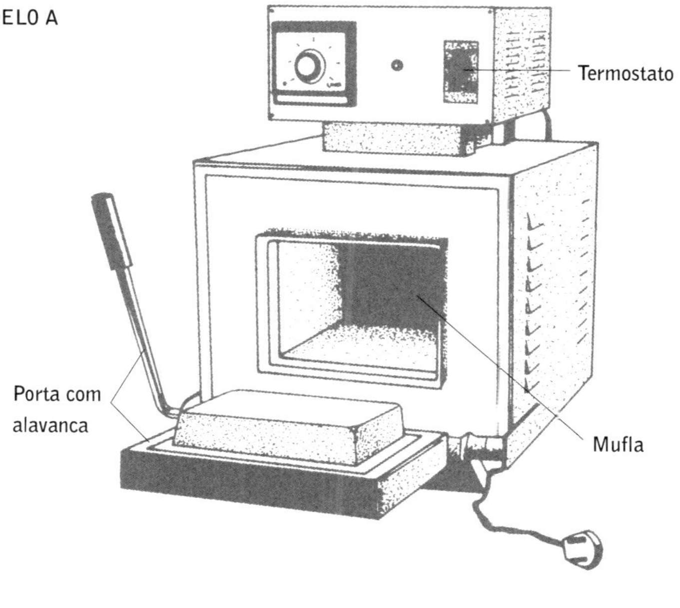

MODELO B

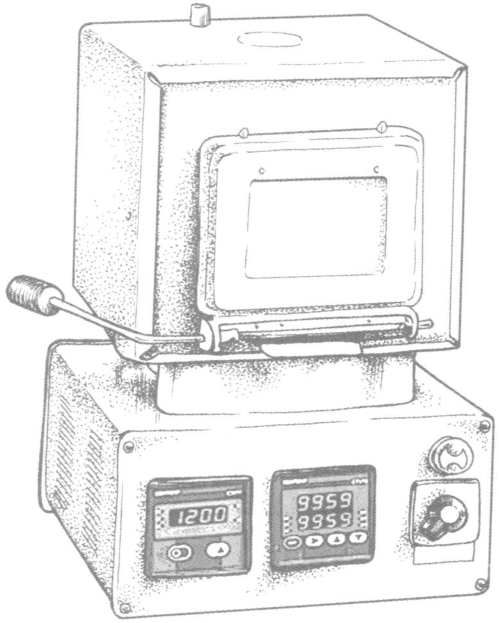

MODELO C

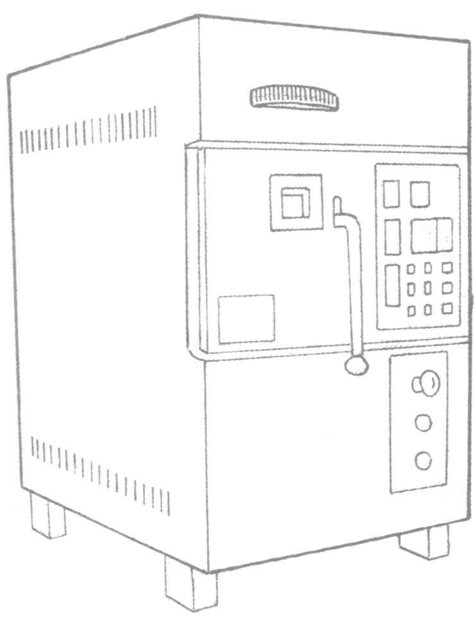

Luva de amianto

Caracterização

De material refratário.

Utilização

- **Para proteger as mãos** durante a fundição.

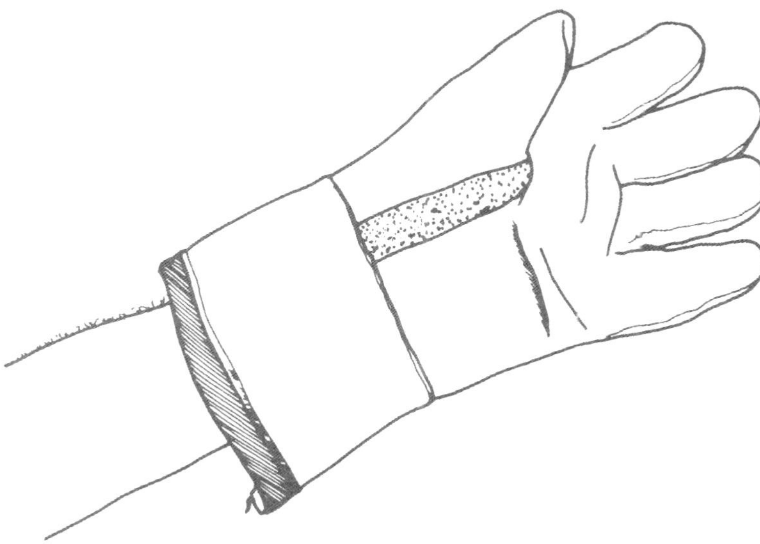

Óculos de proteção: lentes escuras

Caracterização

De material sintético maleável. Ajustam-se à cabeça por meio de um elástico.

Utilização

- **Para proteger a vista** da luminosidade, durante as fundições de alta fusão. Ex.: *CR-CO* e *CR-NI*.

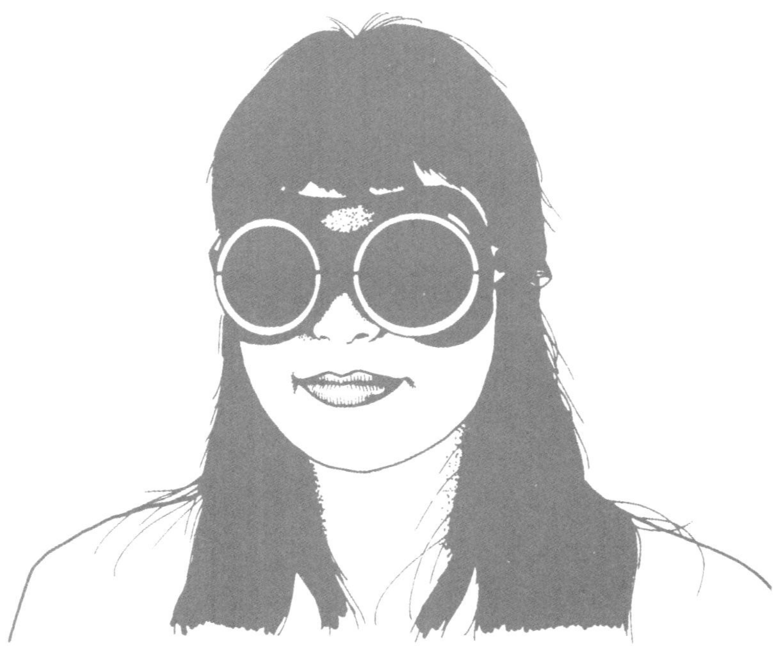

Centrífuga

Caracterização

De metal, elétrica (110 ou 220 volts) ou manual. Possui eixo central, mola, braço horizontal, carrinho para cadinho, alavanca para elevação do anel de fundição, peso e trava. Deve ser montada dentro de caixa protetora (cabina).

Utilização

▶ **Para injetar a liga** no anel.

> **ATENÇÃO**
> Para armá-la, gire o braço no sentido horário.

MODELO A

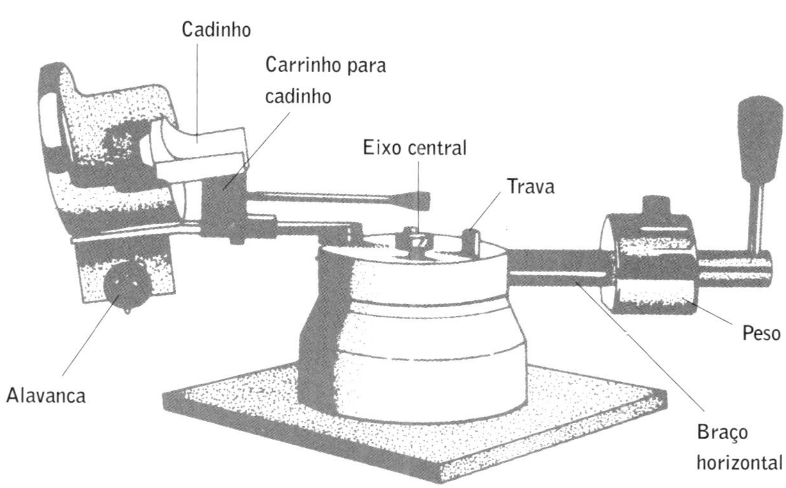

MODELO B

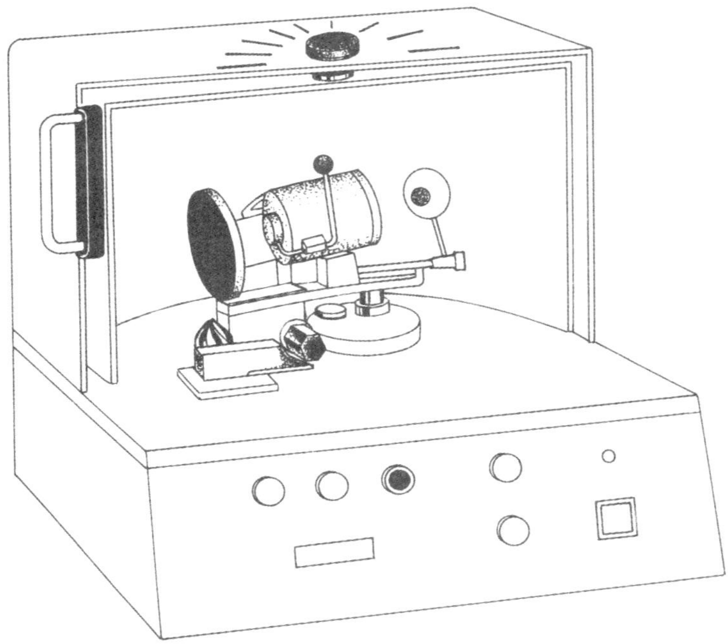

Cadinho para fundição

Caracterização

De material refratário, resistente a altas temperaturas. Apresenta concavidade, com orifício para a passagem da liga metálica, e encaixe para o carrinho da centrífuga, que pode ser aberto ou fechado.

Utilização

- **Para fundir ligas metálicas** durante a fundição.

ATENÇÃO

Evite a contaminação de ligas, usando sempre um cadinho para cada tipo de liga.

MODELO A (FECHADO)

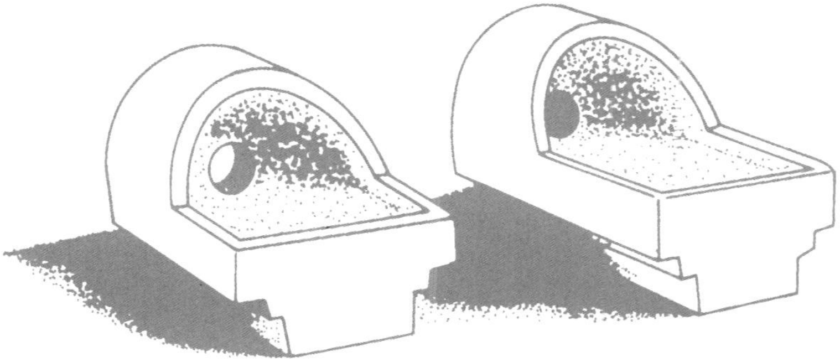

MODELO B (ABERTO)

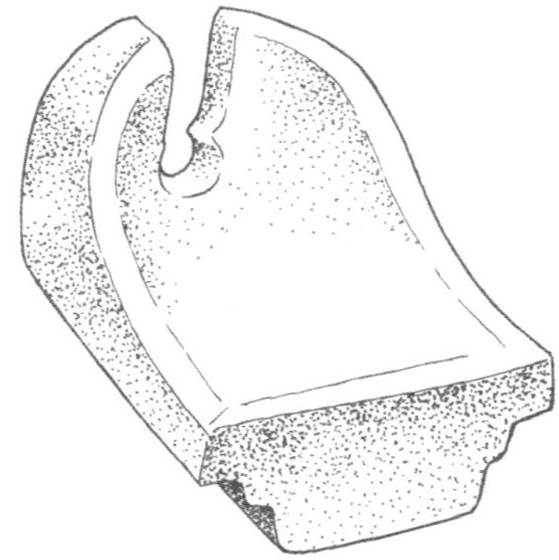

Maçarico

Caracterização

De metal. Apresenta dois tubos e dois registros para entrada do gás butano e ar comprimido (baixa fusão) ou gás butano e oxigênio (alta fusão). Em vários tamanhos.

Utilização

- **Como fonte de calor**, para fundir e soldar metais.

ATENÇÃO

Evite a oxidação do trabalho, usando a zona intermediária (entre as zonas redutora e oxidante) da chama.

MODELO A (BAIXA FUSÃO)

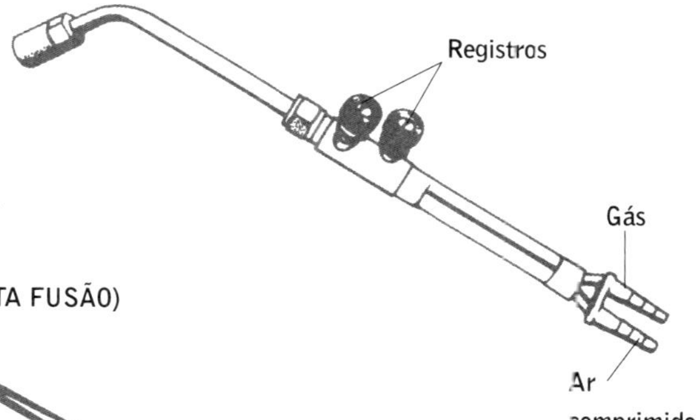

MODELO B (ALTA FUSÃO)

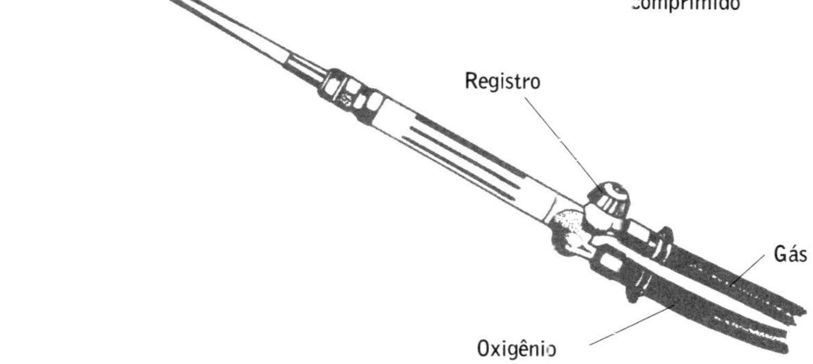

Minimaçarico

Caracterização

De plástico especial, com dispositivo de segurança portátil, regulagem da chama e reservatório para gás.

Utilização

- **Para soldas de baixa fusão**, principalmente em trabalhos em ortodontia e pequenas soldagens.

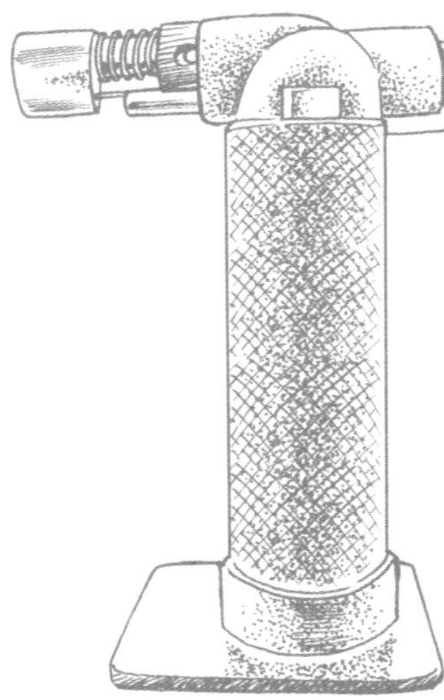

Soldadora a *laser* ou autógena

Caracterização

De metal, elétrica (220 volts) e a gás argônio. Apresenta base, motor, painel de controle, microscópio, pedal e câmara com bico para saída do *laser*.

Utilização

Modelo A

- **Para soldagens a *laser*.**

Modelo B

- **Para soldagem autógena.**

MODELO A

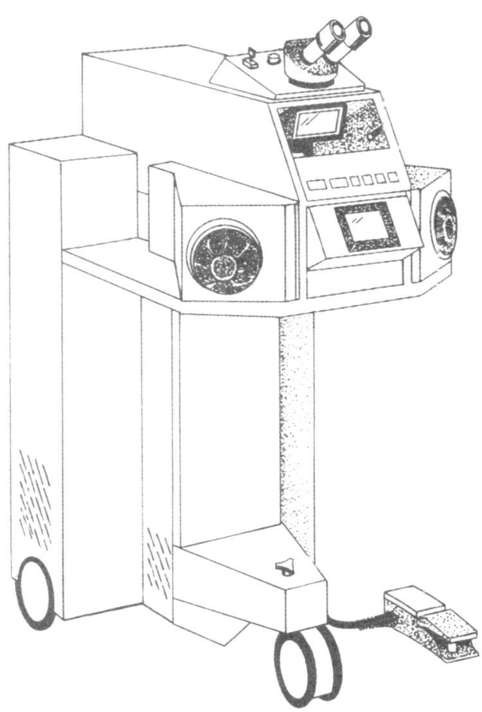

MODELO B

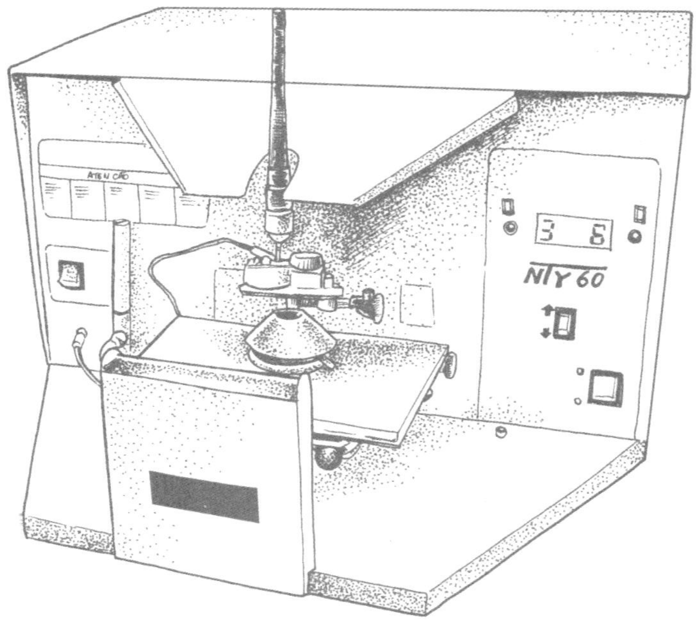

Tenaz

Caracterização

Possui hastes longas e é encontrada em dois tamanhos: grande (de ferro) e pequena (de aço inoxidável).

Utilização

- **Para transportar anéis** de fundição do forno para a centrífuga (tenaz grande e pequena).
- **Para transportar blocos** de revestimento durante as soldagens (tenaz pequena).

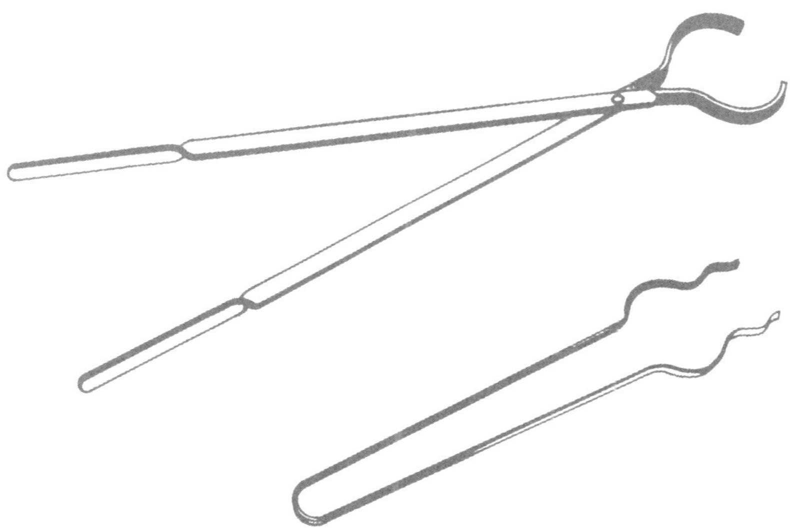

Compressor

Caracterização

De metal, elétrico (110 ou 220 volts). É constituído de motor, tambor (reservatório de ar), filtro de ar e manômetro. Em vários tamanhos e com várias capacidades.

Utilização

- **Para fornecer ar comprimido** para maçarico, trijato, polimerizadora, revólver de ar, etc.

> **ATENÇÃO**
> Drene a água pelo menos uma vez por semana e mantenha o nível de óleo.

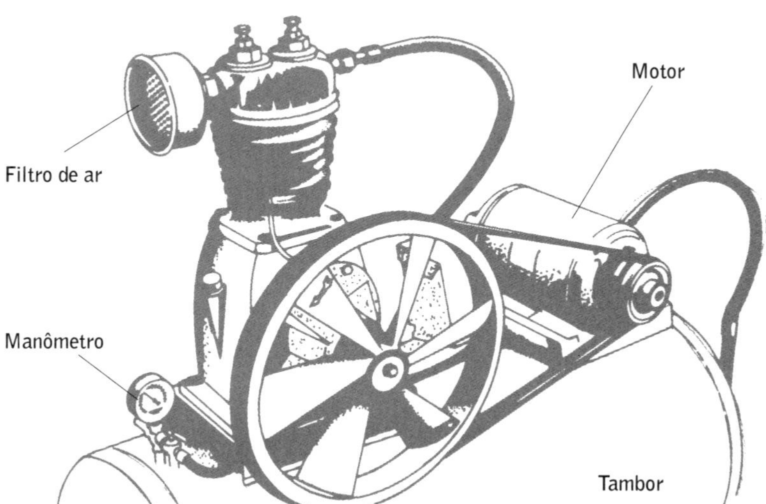

Trijato

Caracterização

De metal. Apresenta caixa com tampa (visor) e iluminação interna, reservatório para microesfera de vidro e óxido de alumínio, entrada de ar, luva, manômetro de pressão, bicos para saída de ar e pedal ou alavanca manual. Em vários modelos.

Utilização

- **Para limpar e desoxidar** trabalhos protéticos de metal podem-se usar as três formas: com óxido de alumínio, com microesferas de vidro ou misturados.

MODELO A

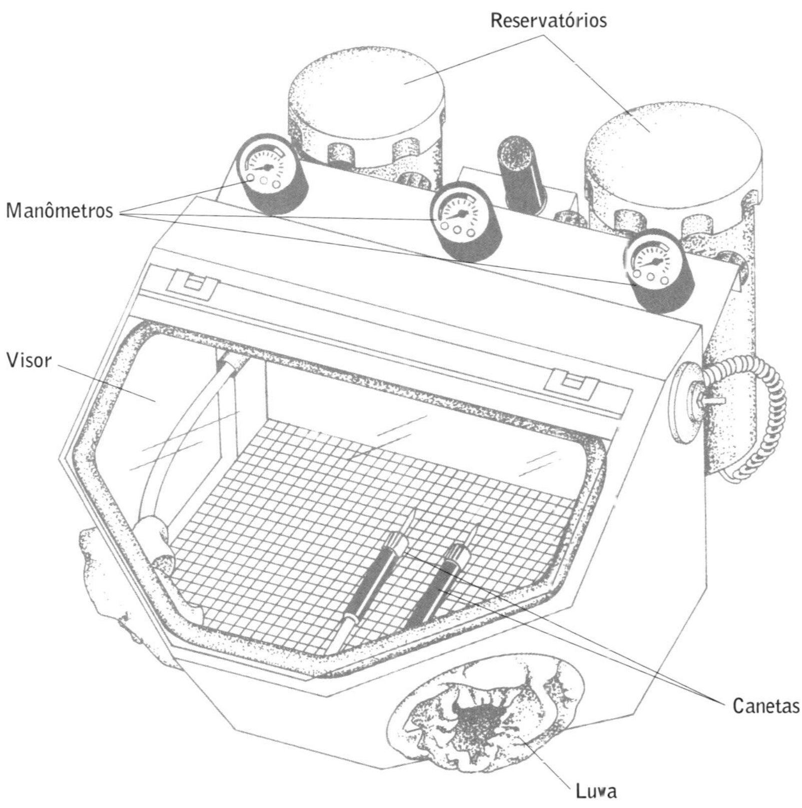

MODELO B

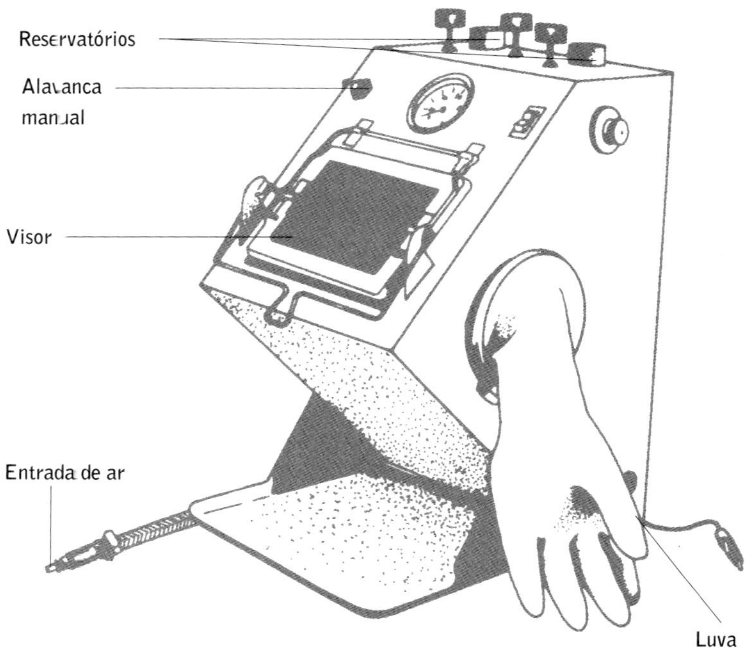

Decapador

Caracterização

De material sintético ou de metal, elétrico (110 ou 220 volts). Possui termômetro, recipiente para solução decapadora e tampa. Em vários modelos.

Utilização

▶ **Para desoxidar trabalhos protéticos** de metal.

MODELO A (OURO)

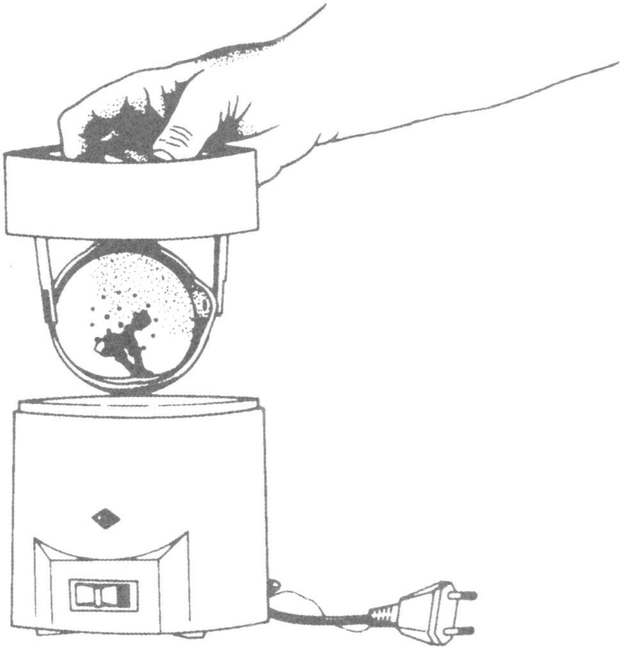

MODELO B (CROMO-COBALTO)

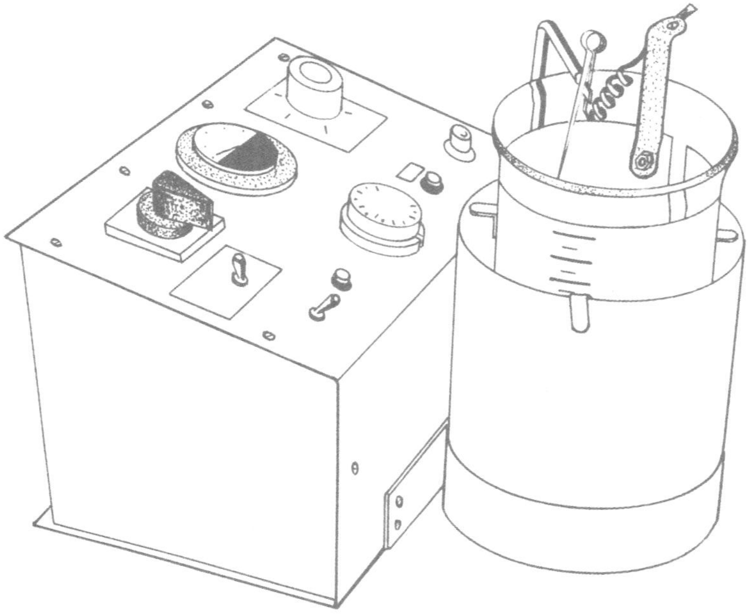

4

Equipamentos e instrumentos usados em trabalhos confeccionados com metais, resinas acrílicas e cerâmicas

Torno de polimento

Caracterização

De metal, elétrico (110 ou 220 volts). É formado de motor, encaixe para escovas, lixas, mandris e rebolo (pedra para desgaste). Em vários modelos.

Utilização

▶ **Para dar polimento** em trabalhos protéticos de metal e resina.

> **ATENÇÃO**
> Utilize sempre a caixa de polimento para recolher fragmentos (pedra-pomes e branco-de-espanha).

MODELO A

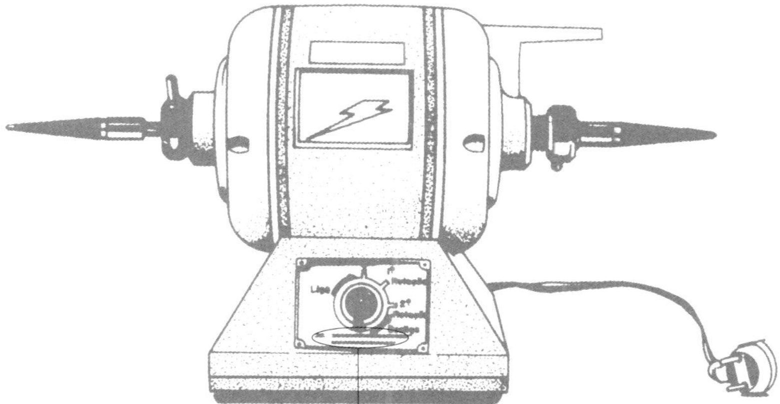

Obs.: para ligar o aparelho, gire o botão em 1ª rotação.

MODELO B

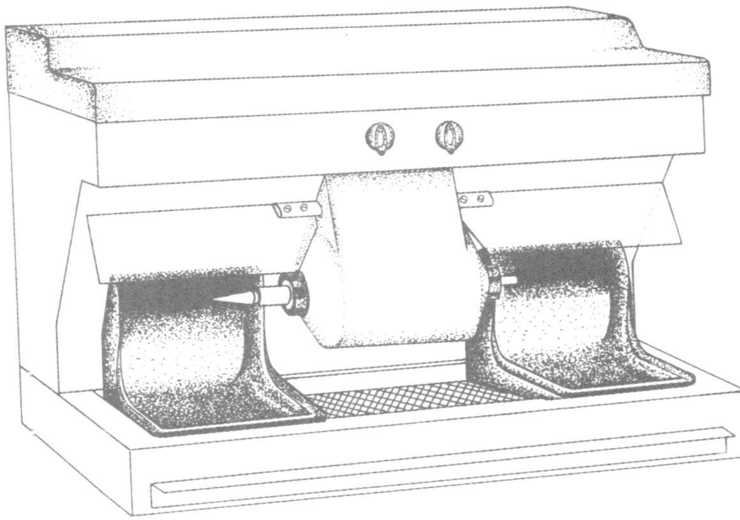

Polidora química

Caracterização

De metal, elétrica (110 volts). Apresenta cuba, resistência e painel de controle.

Utilização

▶ **Para dar polimento químico em resinas.**

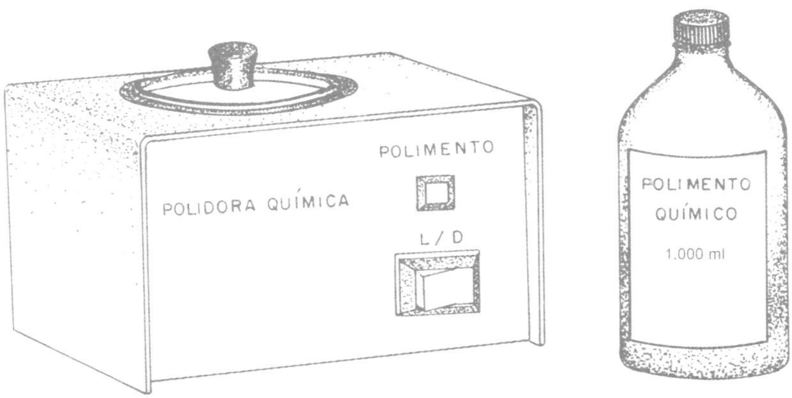

Escovas

Caracterização

De pelo ou pano (em geral, brim ou flanela). Apresentam forma circular, com encaixe central para torno de polimento. Em vários tamanhos.

Utilização

▶ **Para dar polimento final** em trabalhos protéticos.

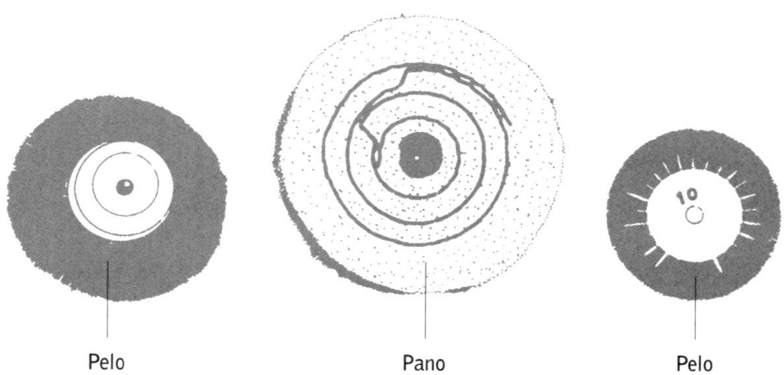

Caixa de polimento

Caracterização

De metal ou de plástico específico. Possui gaveta ou compartimento fixo e iluminação interna.

Utilização

- **Para recolher fragmentos** (pedra-pomes ou branco-de-espanha) para proteção e biossegurança durante o polimento de trabalhos protéticos.

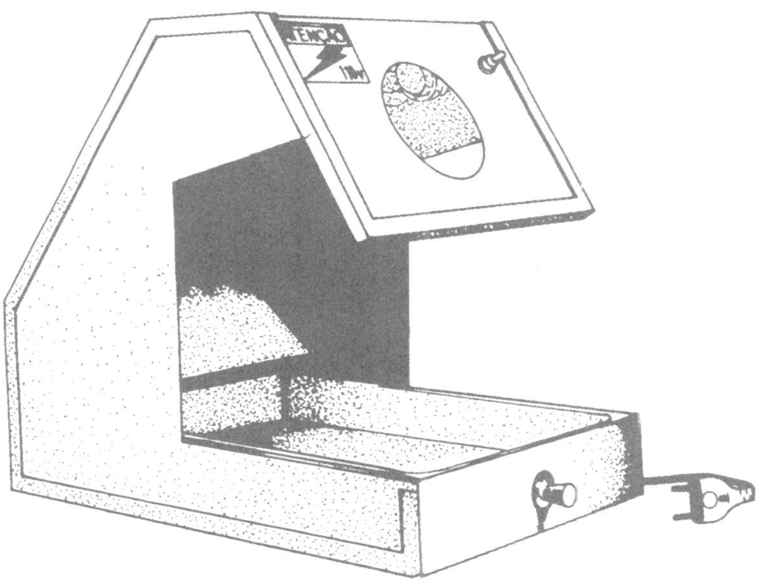

Polidora de alta rotação

Caracterização

De metal, elétrica (110 ou 220 volts). É constituída de motor, caixa aspiradora, vidro protetor e pinça para mandril (brocas). Em vários modelos.

Utilização

- **Para dar acabamento** e polimento em trabalhos protéticos de metal (especialmente de metais de alta fusão). Ex.: prótese parcial removível de cromo-cobalto.

MODELO A

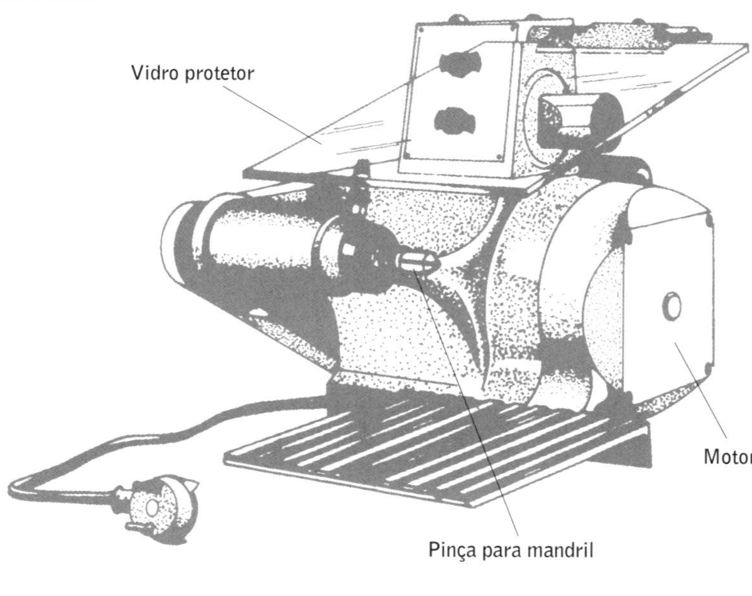

MODELO B

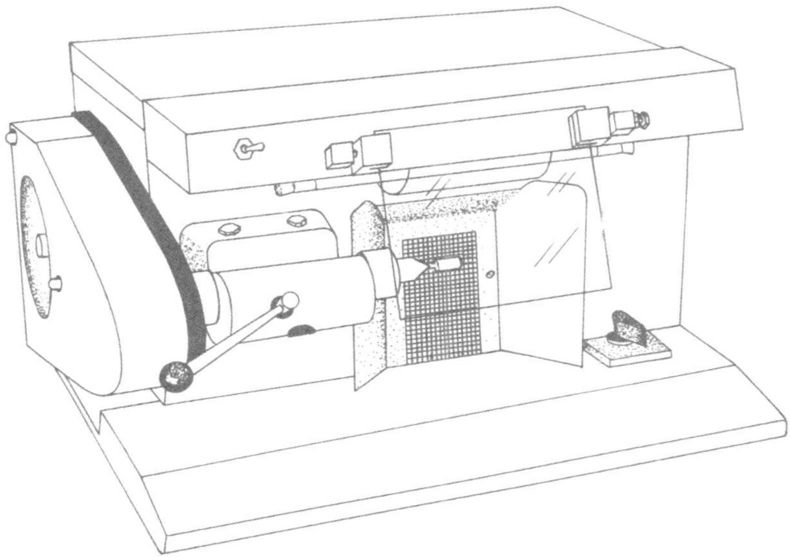

Pote Dappem

Caracterização

De vidro ou plástico especial, apresenta duas concavidades internas (uma mais rasa e outra mais funda). Em várias cores.

Utilização

- **Com a espátula de resinas convencionais** (nº 36), para auxiliar na homogeneização de pequenas porções de resina acrílica e de opaco.

ATENÇÃO

Evite a volatilização do monômero, usando sempre uma tampa sobre o pote.

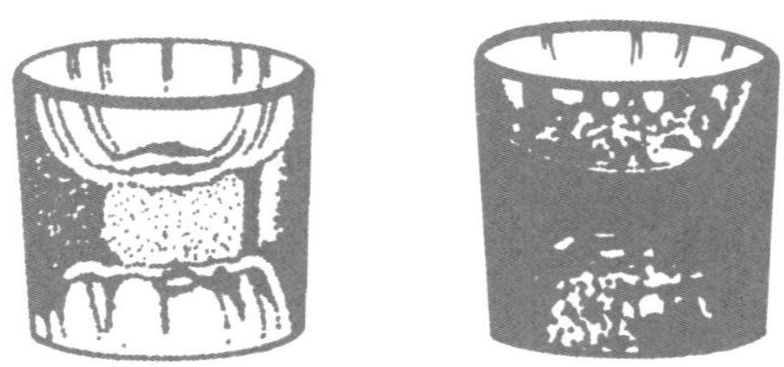

Medidor de resina

Caracterização

De plástico. Com graduação em centímetros cúbicos.

Utilização

▶ **Para medir resina** e monômero.

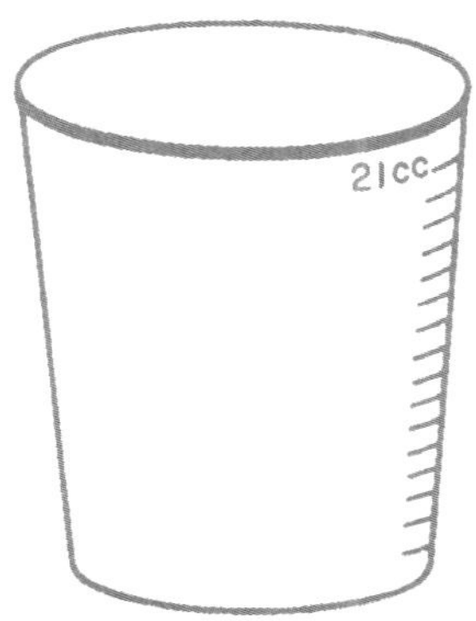

Pote de vidro com tampa

Caracterização

De vidro incolor.

Utilização

- ▶ **Com a espátula de resinas convencionais**, para auxiliar na homogeneização de grandes quantidades de resina acrílica.

ATENÇÃO

Evite a volatilização do monômero, usando sempre a tampa sobre o pote.

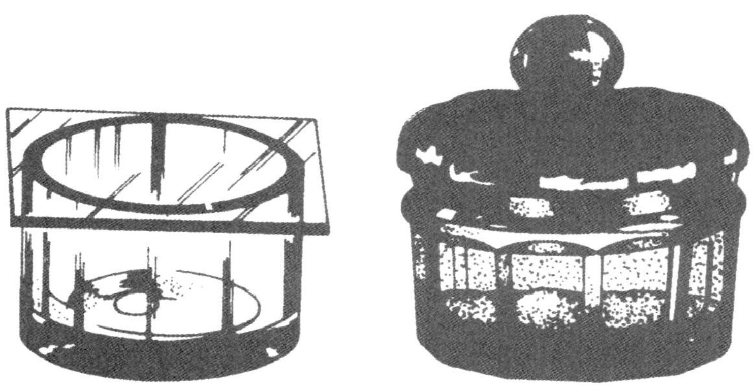

Prensa de rosca

Caracterização

De ferro. Possui base, arco, alavanca e rosca. É usada sobre um suporte de ferro, parafusado sobre a bancada.

Utilização

- **Para eliminar excessos** de resina das muflas.

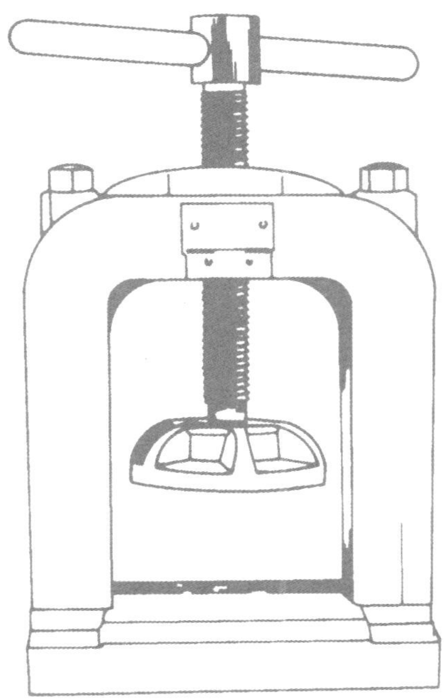

Prensa hidráulica

Caracterização

De ferro. Apresenta base, arco, alavanca, pistão, manômetro de pressão e chave para liberar a pressão. Em vários modelos.

Utilização

▶ **Para eliminar excessos** de resina das muflas.

MODELO A

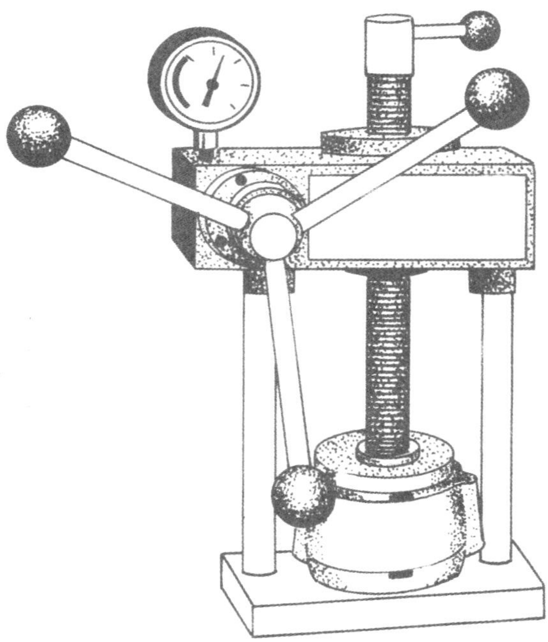

MODELO B

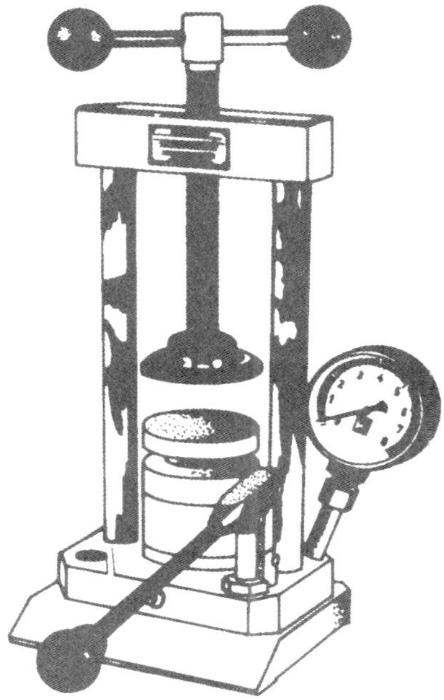

Prensa para cocção

Caracterização

De ferro ou de aço. Possui base, rosca e parafusos. Em vários modelos, com ou sem mola.

Utilização

▶ **Para prensar muflas** sem parafuso, durante a cocção.

MODELO A

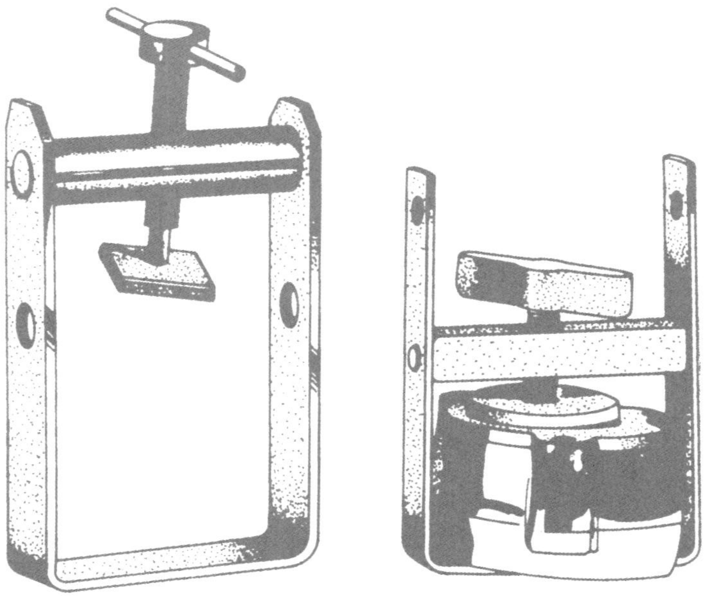

MODELO B (PLACAS GETOM)

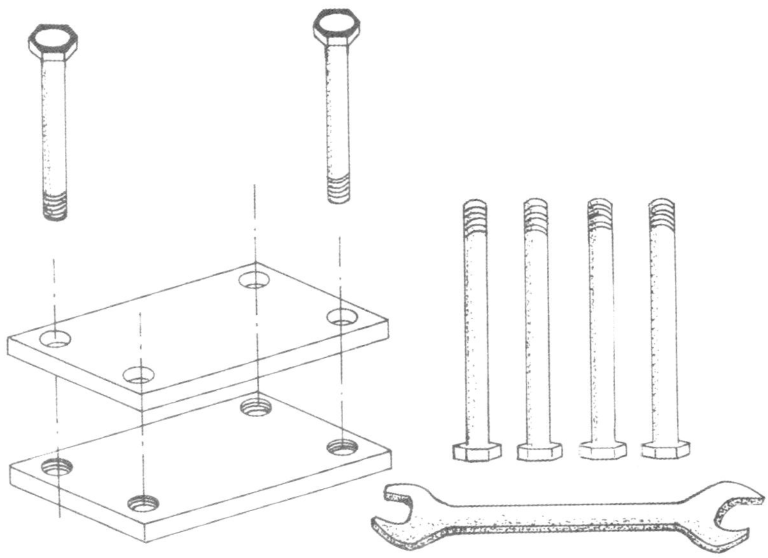

Polimerizadora termo-press

Caracterização

De metal, elétrica (110 ou 220 volts). Apresenta resistência, manômetro, relógio de temperatura, quatro “borboletas” com parafusos para tampa e válvula de ar. Em vários tamanhos e modelos.

Utilização

▶ **Para polimerizar resinas.**

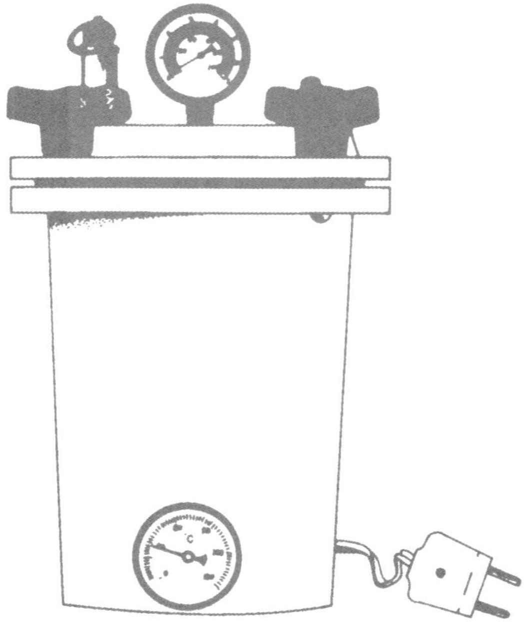

Polimerizadora termotron

Caracterização

De metal, elétrica (110 ou 220 volts). Apresenta cuba, resistência, termostato e *timer*.

Utilização

▶ **Para polimerizar resinas.**

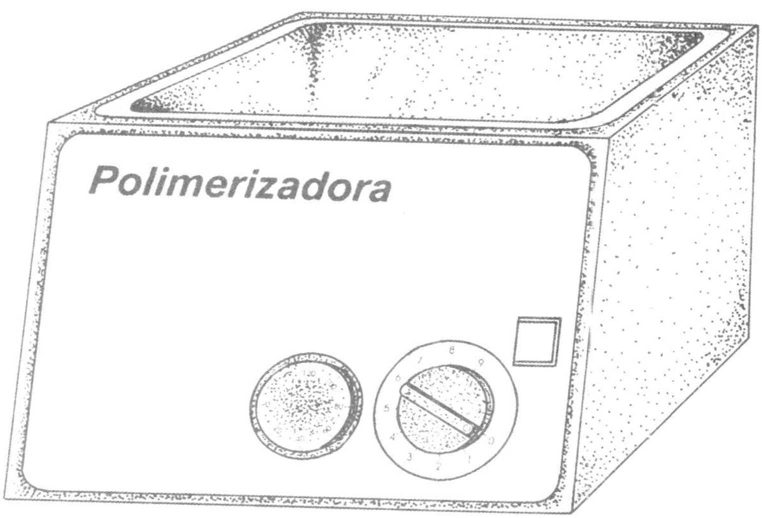

Polimerizadora termopneumo-hidráulica

Caracterização

De metal, elétrica (110 ou 220 volts). Apresenta resistência, manômetro de pressão, *timer*, termômetro e entrada de ar.

Utilização

▶ **Para polimerizar resinas.**

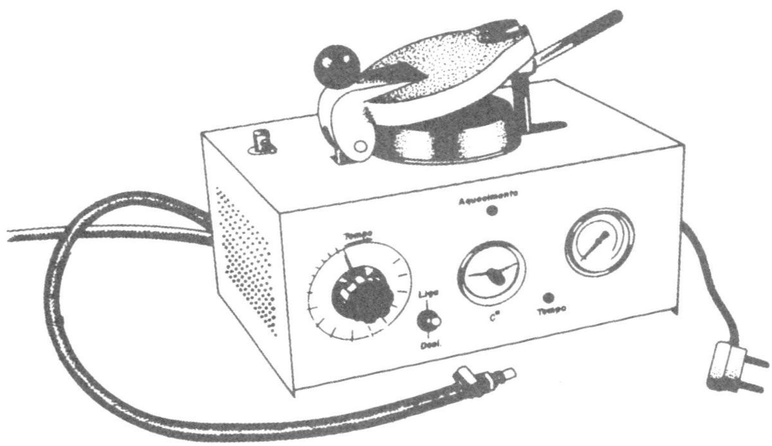

Microinjetora para prótese flexível

Caracterização

Elétrica, de metal. Apresenta painel digital, controle de temperatura e ar.

Utilização

- **Para injeção de material específico** para prótese flexível.

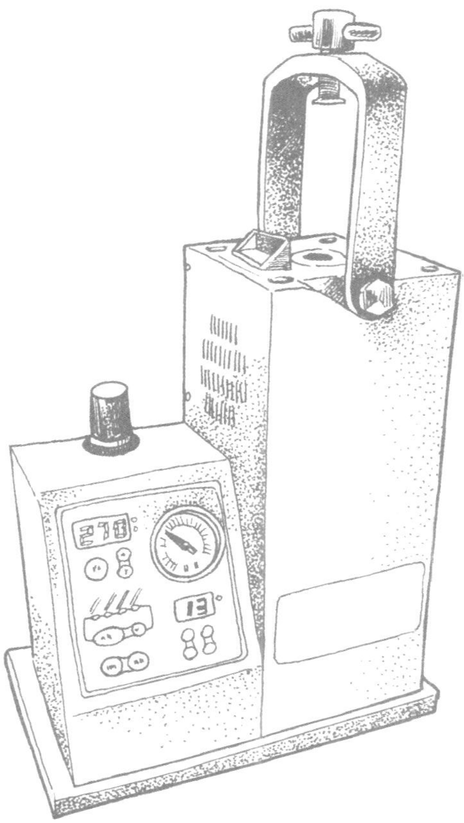

Polimerizadora para resinas autopolimerizáveis

Caracterização

De metal. Apresenta manômetro de pressão, quatro "borboletas" com parafusos para tampa e caixa metálica.

Utilização

- **Para polimerizar resinas** autopolimerizáveis.

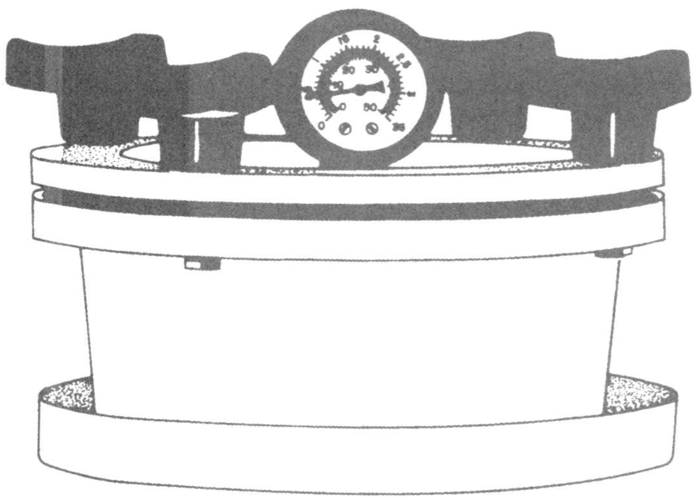

Plastificador

Caracterização

De metal, elétrico (110 ou 220 volts). Apresenta motor, resistência, câmara de vácuo, moldura da placa.

Utilização

- **Para confeccionar moldeira individual**, placas para clareamento dental e bruxismo, guia cirúrgico, etc.

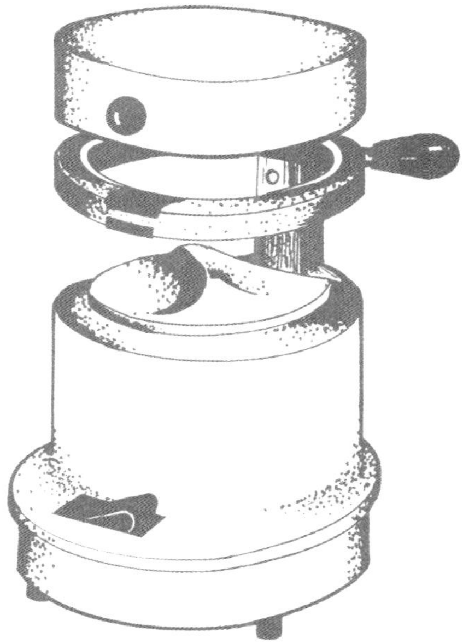

Forno para cerâmica

Caracterização

De metal, elétrico (110 ou 220 volts). Possui memórias para mais de 100 programas, resistência, termostato, pirômetro digital ou analógico, elevador automático, bomba a vácuo, mufla e *timer*. A temperatura vai até 1.200 °C. Em vários modelos e tamanhos.

Utilização

- **Para confeccionar trabalhos** protéticos em cerâmicas convencionais e injetadas.

MODELO A (CERÂMICA CONVENCIONAL E SINTERIZAÇÃO DE ALUMINA)

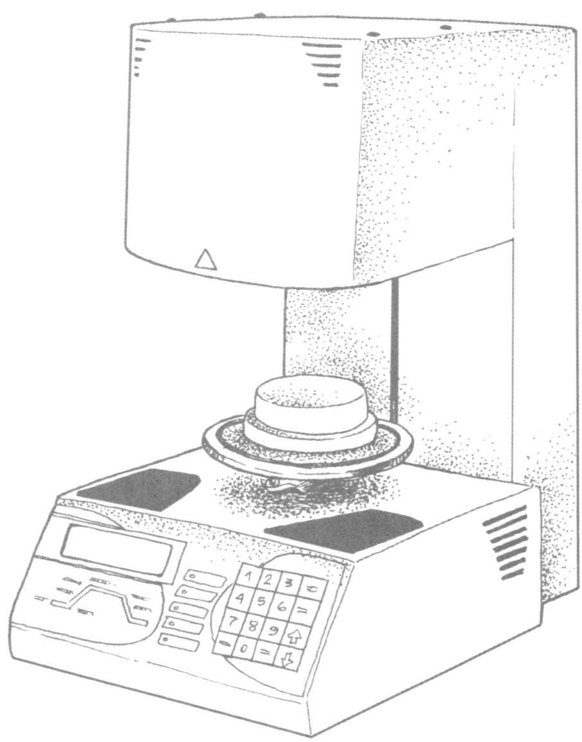

MODELO B (CERÂMICA CONVENCIONAL)

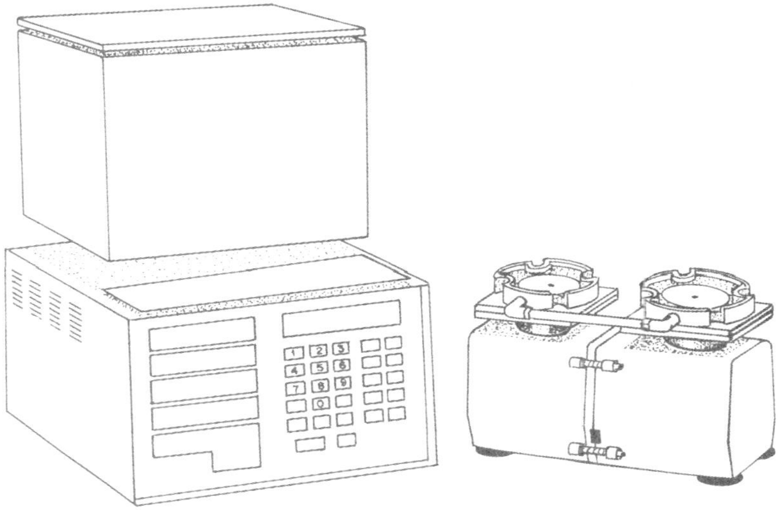

MODELO C (CERÂMICA INJETADA)

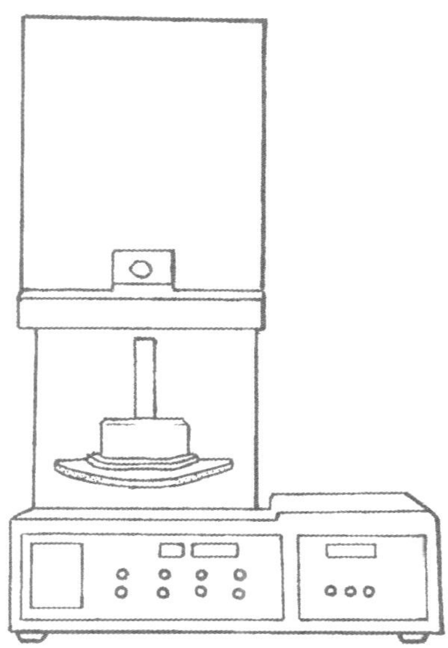

Godê

Caracterização

De porcelana. Possui vários compartimentos para manipulação e pode apresentar manta para manutenção de umidade.

Utilização

Modelo A

- **Para aplicação** de opaco, cerâmicas ou de resina foto e caracterizadores *Stains.*

Modelo B

- **Para aplicação** de resina foto e caracterizadores *Stains.*

MODELO A

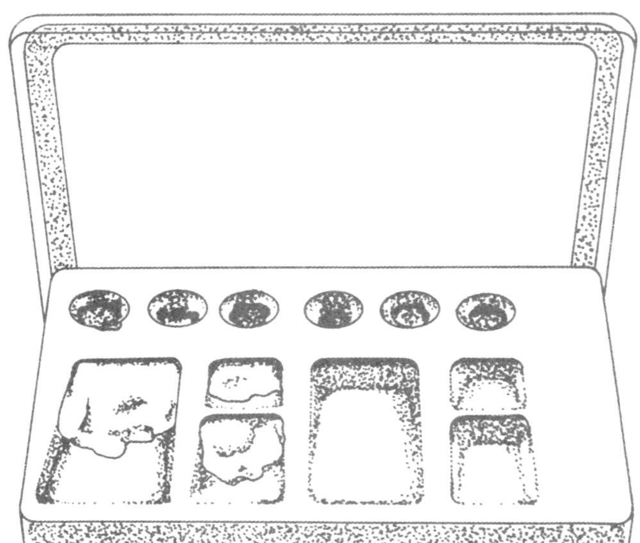

MODELO B

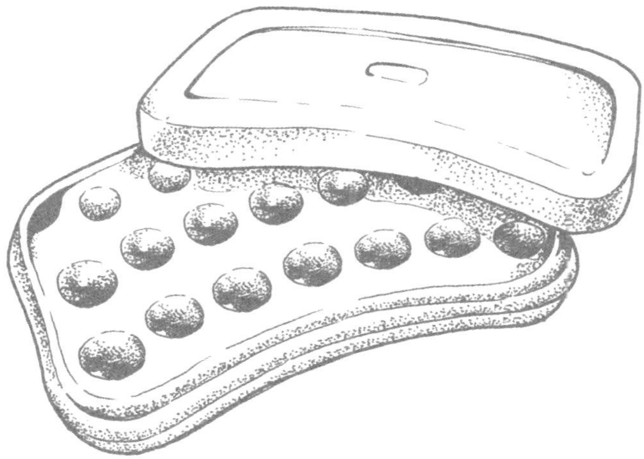

5

Aparelhos para fotopolimerização e eletrodeposição e sistemas metal free

Aparelho para fotopolimerização

Caracterização

De metal, elétrico (220 volts). Apresenta motor, recipiente para polimerização, lâmpada com luz xenon-estroboscópica e painel de controle.

Utilização

- **Para fotopolimerização da resina fotopolimerizável.**

MODELO A

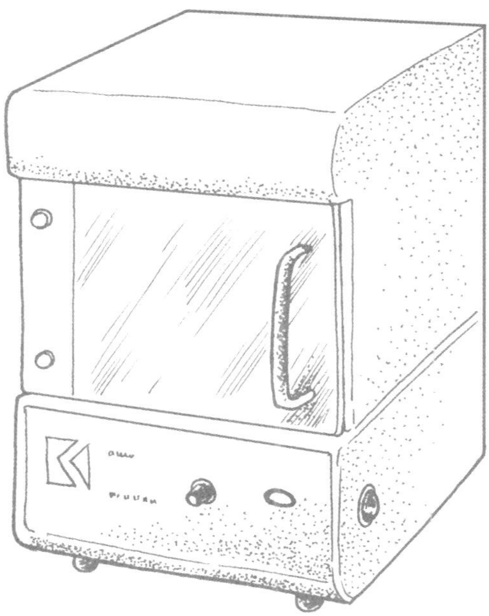

MODELO B

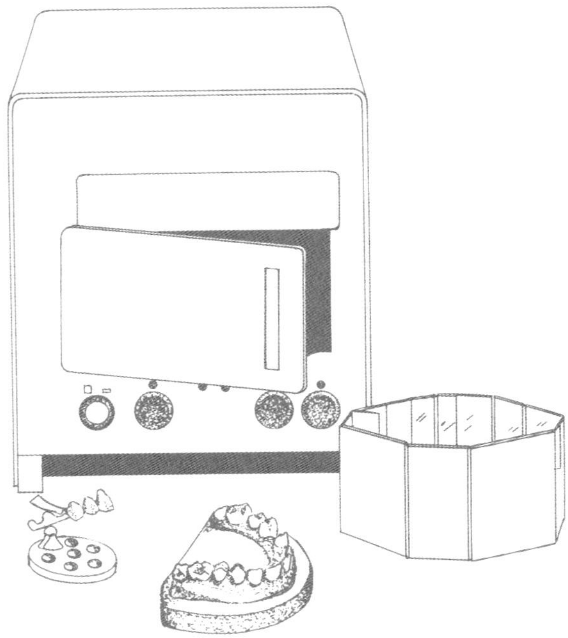

Sistema In-Ceram

Caracterização

De metal, elétrico. Apresenta resistência, mufla, pirômetro, termostato, elevador, *timer*, microprocessador e painel.

Utilização

- **Confeccionar** ***copings*** de alumina, zircônia e *spinell* (sinterização e infiltração de vidro).

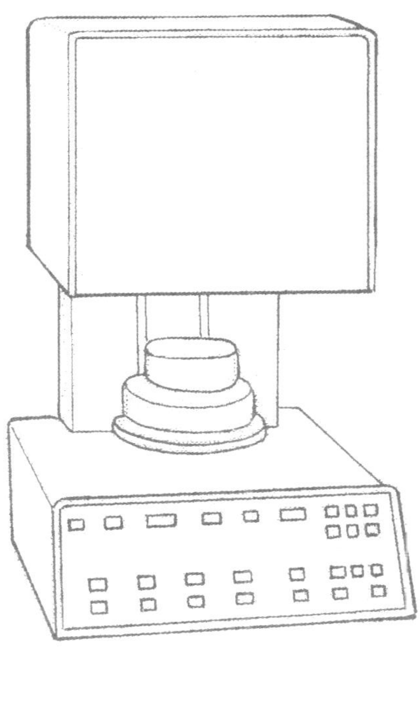

Sistema Procera ou Zirkonzahn

Caracterização

De metal, elétrico. Apresenta leitor por contato por intermédio de uma ponta de safira, painel, microprocessador, interface com computador e acessórios.

Utilização

- **Confeccionar** ***coping*** de alumina e zircônia, por meio de sistema computadorizado (CAD/CAM/MAD/MAN).

MODELO A (PROCERA CAD/CAM)

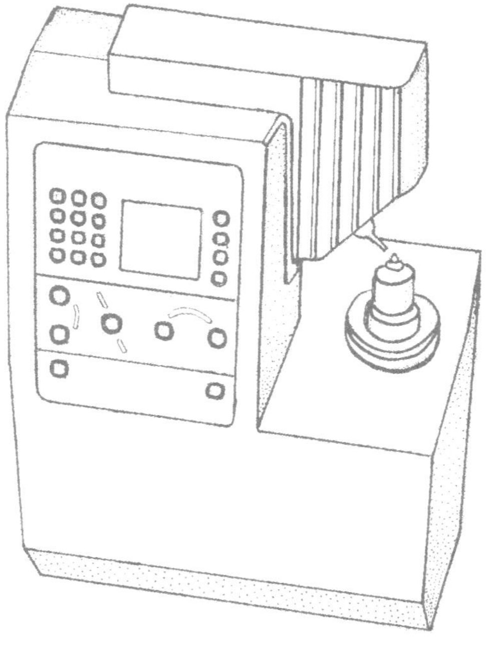

MODELO B (ZIRKONZAHN MAD/MAN)

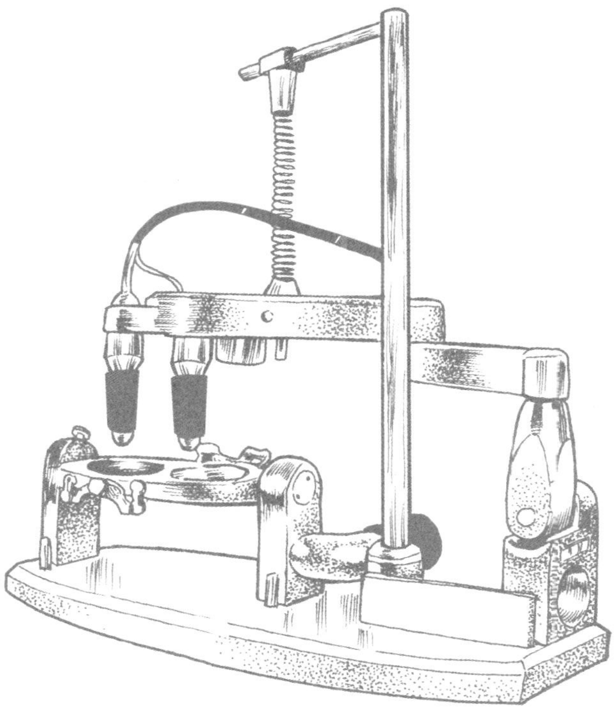

Aparelho de eletrodeposição de ouro 24 quilates

Caracterização

De metal, elétrico. Apresenta painel, cuba, *timer*, microprocessador, interface para computador e acessórios. Vários modelos e tamanhos.

Utilização

- **Confeccionar** ***copings*** de ouro 24 quilates, com espessura de 0,2 mm a 0,3 mm uniforme por um processo químico (galvanoplastia).

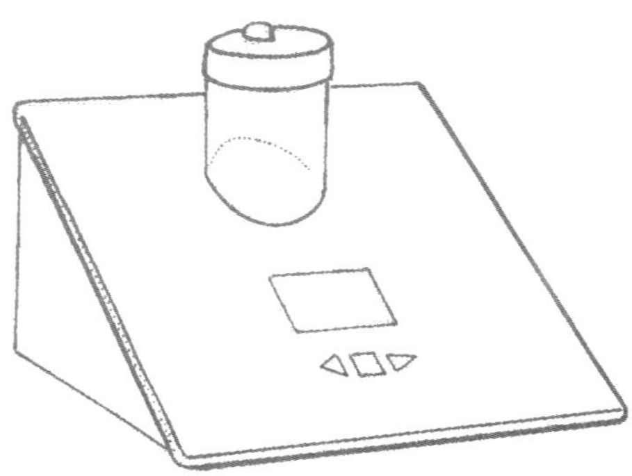

Aparelho para seleção de cor

Caracterização

De plástico. Apresenta painel para a leitura da cor do dente, ponteira de medição e tecnologia de espectrofotometria.

Utilização

- **Para leitura de cor** dos dentes para trabalhos estéticos, por exemplo, cerâmicas e resina foto.

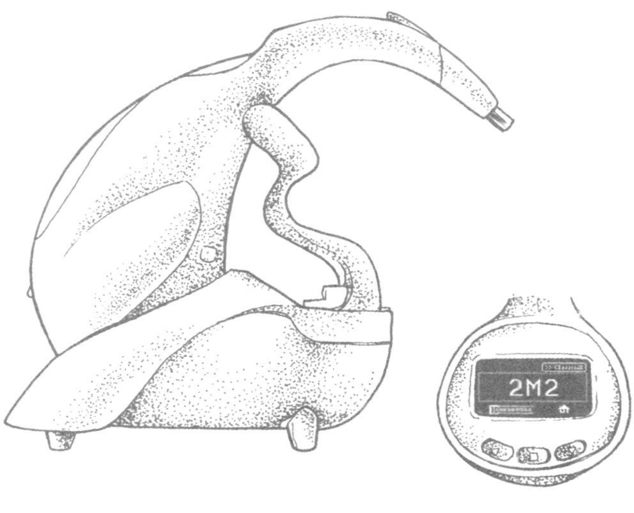

Índice geral